奇跡の有機ゲルマニウム

中村篤史

ゲルマニウムについての基礎知識

32

Ge

Germanium

◆ゲルマニウムとはどんな物質？

ゲルマニウムは元素名です。元素記号は「Ge」、原子番号は32。元素の周期律表では14族に属しています。14族の中では、非金属の「炭素」と金属の「スズ」「鉛」の間に位置し、ケイ素と共に「半金属元素」に分類され、金属と非金属の中間的性質が備わっていることから半導体の物質として1950年代には電子工学や工業分野において活用されてきました。ゲルマニウム化合物は「無機ゲルマニウム」と「有機ゲルマニウム」に分けられます。

◆「無機ゲルマニウム」と「有機ゲルマニウム」の違い

無機ゲルマニウムとは

無機ゲルマニウムは、一般的にブレスレットなどの装飾品や衣料品、電子工業製品などに使用されている金属ゲルマニウムや、蓄積性があり健康被害を起こす危険がある二酸化ゲルマニウムなどが該当します。無機ゲルマニウム化合物（酸化ゲルマニウム）の人体への影響に関しては、腎臓や末梢神経に深刻な障害を発生させることが報告されているため、厚生労働省でも警告を出し、注意喚起を行っています。

有機ゲルマニウムとは

本書の主役が「有機ゲルマニウム」です。有機ゲルマニウムとは、化合物の構造の中に炭素（Ge-C 結合）を含むゲルマニウム化合物のこと。化学的には有機ゲルマニウム化合物の種類は何百何千と考えられますが、化学構造が違えば、物理的・化学的性質も安全性も異なります。また、同じ化合物でも原料や製造方法の違いにより純度や不純物が異なります。近年では、化粧品や健康食品の原料として知られています。

◆市場で展開されているゲルマニウム製品について

市場を見渡してみると、ゲルマニウムが使用された商品やサービスが数多くあります。ネックレスやブレスレットなどの装飾品や美顔ローラーなどの美容器具、入浴剤やゲルマニウム温浴、洋服の生地、化粧品やサプリメントなどの健康食品など多岐に渡ります。
装飾品や美容器具、生地に使われているゲルマニウムは一般に無機ゲルマニウムです。そして、化粧品や健康食品に使われているのは、原産地（国）、製造方法、品質は別として基本的には水溶性の有機ゲルマニウムです。

参考　株式会社浅井ゲルマニウム研究所公式ホームページ

目次

第3章 癌と有機ゲルマニウム

第4章 難病と有機ゲルマニウム

第5章 新型コロナウイルス、ワクチン後遺症と有機ゲルマニウム

第6章 有機ゲルマニウム対談

◆◆◆◆◆◆

有機ゲルマニウムと私

有機ゲルマニウムのことを知って早4年が過ぎました。患者に勧めることはもちろん、僕自身も飲んでいます。僕の臨床にとって今や欠かすことはできません。

末期癌で余命幾ばくもないと宣告された患者がゲルマを飲んでから2年以上無事に経過している。重度のてんかんと発達障害を持つ子供がゲルマのおかげで症状がずいぶん改善した。

一般の臨床現場からすれば、奇跡に見えるに違いない。しかし僕はこのような患者を数多く目の当たりにしてきました。頻発する事象は奇跡とは言いません。だからこれは必然であり、ゲルマの実力なんです。多くの人が当院を訪れ改善していきましたが、僕が名医なのではありません。ゲルマニウムがすごいんです。

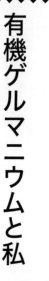

僕はゲルマニウムを「サプリ」と呼ぶことに内心抵抗を感じます。もちろん、ゲルマは医薬品ではありません。国からそういう認可をされたわけではないから。でもだからといって、そこらへんにあるビタミンと同じサプリの類に片づけられては「ちょっと待って」と言いたくなります。

サプリはsupplement（補充）で、食事からだけでは十分にとれない栄養素を補うものだけど、ゲルマニウムは「栄養素を補っている」という印象を受けないんですね。もっと異質なものを感じます。あえて言葉にすれば、気やエネルギーを補ってくれるような。

有機ゲルマニウムを初めて知ったのは、2018年、美容関係の仕事をしている姉のつながりで、ある化粧品会社の社長と話したことがきっかけです。

社長が言うわけです。

「この美容クリームには有機ゲルマニウムが入っていて、肌質を改善します。シミも消える。年齢をごまかすクリームじゃなくて、若返りのためのクリームです。試しに2ヶ月ほど気になるところに塗ってください。シミの色が薄くなりますよ。このクリームの良さを知った人は他のを使えなくなります。ただ、お値段は多少しますけど」

さらに、「あ、弟さんお医者さんなの？ それも自費診療の？ それならゲルマニウムを使ってみたら？ うちは化粧品屋だからゲルマ配合の化粧品を扱っているけど、本来ゲルマは飲んで使うものだから。癌とか神経難病とかいろいろよくなります。ほら、この本。ゲルマニウムの有機化に成功した浅井一彦先生が書いた本です。ちょっと読んでみてください」

本をぱらぱらとめくってみて、何かよさそうだなと思った。それで同じ本をその場で検索して、買った。これが僕と有機ゲルマニウムの出会いです。浅井先生の本を読んでゲルマのすばらしさを確信し、実際に患者に勧めて生の声を聞き、そういう臨床例をブログに書き、その記事を目にした浅井ゲルマニウム研究所の中村宜司さんが僕に会いに来てくれて……必然の糸をたぐりよせるように物事が淡々と展開していくなかで、ゲルマは僕の臨床を激変させました。

どのように変わったのか？　この本でその経験をお伝えすることは、ゲルマの何たるかをお伝えすることと不可分です。どのような症状に効果があり、どういう作用機序なのか、あわせて説明していきます。

この本は『院長ブログ』『ｎｏｔｅ』に書いたゲルマニウム関連の記事をまとめたものです。みなさんがゲルマニウムについて知り、ご自身の健康維持に活用していただければ幸いです。

※本文中で紹介されている論文の詳細については、
P250 の「論文索引」に記載されたアドレスから
内容をご確認ください。

第1章

有機ゲルマニウムの健康効果

有機ゲルマニウムの健康効果

周期表を見れば、ゲルマニウムは、炭素やケイ素と同じ第14族元素に属している。

ケイ素は最近健康への効果が注目されているが、それに比べて、ゲルマニウムはそれほど知られていない。

オーソモレキュラー栄養療法を創始したライナス・ポーリングもエイブラム・ホッファーも、特にゲルマニウムについて言及していない。

これは実にもったいないことだ。

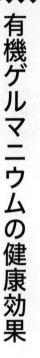

ゲルマニウムの健康への効果は、すばらしいの一語に尽きる。栄養療法で一般的に使うビタミンやミネラルと別段競合するわけではなく、併用しても何ら問題ないのだから、使わない手はないだろう。個人的な経験としても有効性を実感している。

いくつか論文を紹介しよう。

『ゲルマニウム132（合成有機ゲルマニウム）の培養哺乳類細胞に対する抗酸化活性』（1）

要約

ゲルマニウム132は合成の有機ゲルマニウムであり、食品サプリメントとして利用されている。

本研究では、ゲルマニウム132の培養哺乳類細胞に対する抗酸化活性を調べた。最初に、ゲルマニウム132の哺乳類培養細胞に対する細胞毒性を、乳酸脱水素酵素（LDH）濃度を計測することにより決定した。ゲルマニウム132は3通りの細胞系に対して細胞毒性がなかった。次に、細胞全体のATP含有量および細胞数を計測することによって、ゲルマニウム132の細胞増殖作用を決定した。

チャイニーズハムスター卵巣（CHO-K1）とヒト神経芽細胞腫（SH-SY5Y）の細胞をゲルマニウム132で処置すると、用量依存性に細胞増殖が促された。最後に、過酸化水素によって引き起こされる酸化ストレスに対するゲルマニウム132の抗酸化活性を、細胞内活性酸素種（ROS）とカルボニル化タンパク質の濃度の計測によって決定した。

CHO-K1とSH-SY5Yの細胞をゲルマニウム132で処置して培養すると、過酸化水素によって引き起こされる細胞内活性酸素種とカルボニル化タンパク質の濃度が抑制された。この研究の結果によって、ゲルマニウム132には過酸化水素によって引き起こされる酸化ストレスに対する抗酸化活性があることが示された。

『有機ゲルマニウムによる治療的効果』（2）

要約

ゲルマニウムはすべての動植物に微小量で存在している。その治療的効果として、免疫賦活作用、酸素供給作用、フリーラジカル捕捉作用、鎮痛作用、重金属デトックス作用などがある。

毒性学の研究によると、ある種のゲルマニウム化合物は体にすみやかに吸収・排出され、安全であることが示されている。

10年以上におよぶ臨床治験や私的な臨床経験では、ゲルマニウムは、癌、関節炎、骨粗鬆症など、様々な重度の疾患に対する有効性が示されている。

ゲルマニウムには、インターフェロン、マクロファージ、サプレッサーT細胞を誘導したり、ナチュラルキラー細胞を活性化するなど、抗ウイルス特性、免疫学的特性があり、AIDSの治療および予防に対する有効性が示唆されている。

『ラット盲腸の腸内細菌叢に対する有機ゲルマニウム（Ge-132）とラフィノースサプリメントの効果』(3)

要約

ポリトランス［（2カルボキシエチル）ゲルマセスキオキサン］（ゲルマニウム132）は最も一般的な有機ゲルマニウム化合物である。

ゲルマニウム132を摂取すると、胆汁分泌が促進される。ゲルマニウム132およびある種のプレバイオティクスにより糞便の色が黄色くなることから、ゲルマニウム132とラフィノース（プレバイオティクスとして用いられるオリゴ糖）の投与によってラットの盲腸の特性がどのように変化するかを評価した。

また、これらの化合物の投与により盲腸の腸内細菌叢にどのような変化が起こるかも併せて比較した。

さらに、ゲルマニウム132とラフィノースの同時投与によって、β-グルクロニダーゼ活性（大腸癌の関連因子として知られている）に対する影響を調べた。

オスのウィスターラット（3週齢）に以下の食事のうちの一つを与えた。①コントロール食（対照群）、②0・05%のゲルマニウム132を含む食事（Ge-132群）、③5%のラフィノースを含む食事（RAF群）、④0・05%のゲルマニウム132と5%のラフィノースを含む食事（GeRAF群）。

ラフィノースを含有する食事によって、ビフィドロバクテリウム、乳酸桿菌および全腸内細菌数が有意に増加しており、ゲルマニウム132の投与によってこの増加が抑制されることはなかった。

ラフィノースの摂取によって盲腸での酢酸の産生量が有意に増加した。

盲腸内容物のβ-グルクロニダーゼ活性は、ゲルマニウム132の摂取により増加したが、ラフィノースの摂取により有意に減少した。

これらの結果は、ラフィノースとゲルマニウム132の同時摂取によっては、いずれの化合物も腸内での発酵や胆汁分泌を抑制することはない、ということを示している。

また、ゲルマニウム132の単体投与の場合には誘導されるβ-グルクロニダーゼ活性の増加は、ラフィノースとゲルマニウム132の同時摂取ではキャンセルされる。

『ゲルマニウムと私』（浅井一彦著／玄同社）に、喘息を訴える中学生の患者に対してゲルマニウムを投与していると、その中学生、やたら数学ができるようになって、教師からカンニングを疑われた、という話が出てくる。

ゲルマニウムは酸素運搬能を高め、記憶力、思考力、集中力など、脳機能の改善にも著効する。高血圧に対してゲルマニウムを飲んでいるうちに、囲碁が非常に強くなった、という話もある。

症状の改善を目指して飲んでいたら、思いもかけないうれしい副産物が得られるというのは、本物の治療法によくあることで、ゲルマニウムもそういう本物の一つだということだ。

有機ゲルマニウム研究者の証言

以前、有機ゲルマニウムの有効性について当ブログで紹介した。そのブログのなかである論文を引用したところ、なんと、その論文の著者ご自身から僕にファックスで連絡があった。

「浅井ゲルマニウム研究所の中村宜司と申します。ゲルマニウムをブログに取り上げていただき、また、拙著の論文も引用紹介いただき、光栄に思います。もしよければ、貴院に一度お伺いして、情報交換できれば、と思うのですがいかがでしょうか」

まさか論文の著者その人から連絡があろうとは夢にも思わない。世界ってこんなに狭かったっけ？笑

世界で初めて石炭からゲルマニウムを抽出し、高純度に精製することに成功した浅井一彦氏は、ゲルマニウムの人体への治療効果に注目し、生涯をゲルマニウムの研究に捧げた。

浅井ゲルマニウム研究所はその浅井氏の意思を受け継ぐ組織であり、そこでは現在も有機ゲルマニウムの有効性の機序を解明しようと、日夜研究が行われている。中村さんはその組織の取締役である。同時に、現役の研究者でもある。

世界一有機ゲルマニウムに詳しい人、と言っても過言ではない。そんな人から直接お話を伺える機会なんて、普通はあり得ないことだ。二つ返事でオファーを受けた。

〈以下、中村さんの話の要約〉

ネットをざっと見ましても、有機ゲルマニウムに関する情報はずいぶん錯綜しているように思われます。毀誉褒貶が相半ば、という感じです。一番の原因は、かつて悪質な業者が無機ゲルマニウムを偽って有機ゲルマニウムとして販売し、死者が出たことにあります。無機ゲルマニウムは長期大量投与で致死的な腎不全を起こしますが、有機ゲルマニウムにはそのような毒性はありません。

様々な試験（単回投与、反復投与、抗原性、生殖毒性、遺伝毒性、皮膚毒性など）で毒性のないことが示され、安全性は極めて高いことが証明されています。現在、有機ゲルマニウムを製造販売するメーカーは国内に4社あります。どれがいい、悪い、とはあえて申しません。

ただ、多くのメーカーは二酸化ゲルマニウム（毒性あり）を還元してからハロゲン化するプロセスを経て有機ゲルマニウム（毒性なし）を製造しています。一方、当社は多結晶ゲルマニウムを直接ハロゲン化し、そこから有機ゲルマニウムを得ますので、毒性の生じる余地がありません。

二酸化ゲルマニウム経由とはいえ、純度100%であれば、まぁ問題はないのですが、当社は浅井の開発した方法にこだわっています。その分、製造にお金がかかる点がネックで、消費者の財布に負担をかけてしまうのですが、それでも「本物」を提供したいと思っています。

当社は相当な資金を費やして、私を含め研究者が有機ゲルマニウムの研究に取り組み、論文を生み出していますが、他社にはそういう研究施設を備えたところはありません。

他社は、二酸化ゲルマニウム経由のプロセスで製造費を安く抑え、かつ、Ge-132を名乗っています（これはもともとは浅井ゲルマニウム研究所での開発番号です）。

独自の研究がないどころか、当社のパンフレットをそのまま利用している他社さえあります。誤解のないように申し添えますが、「他社製品は有害だ」と言っているわけではありません。

有機ゲルマニウムによって、病気に苦しむ人が一人でも多く救われれば、というのが浅井の願いでした。このようにゲルマニウムを扱う業者が複数あり、患者、業者ともに共存共栄の関係になれれば、これはむしろ浅井の望むところかもしれません。

しかし、こういう他社と市場で競合していくことは、実に骨の折れることです。現在の製薬企業のスタイルは、一病一薬が基本です。つまり、ひとつの病気、たとえば高血圧に対して、血圧を下げる薬を作ろうというように。

しかし浅井の生み出した有機ゲルマニウムは、そうした医薬品のカテゴリーに収まるものではありません。免疫賦活作用、抗酸化作用、抗炎症作用など様々な効果があって、有効性を示唆するデータは無数にあります。

しかし厚労省から薬としての認可を受けるには、「万病に効く薬」として申請するわけにはいきません。そこで、別会社が有機ゲルマニウムの結晶構造に若干の修飾を加えたプロパゲルマニウム（医薬品名はセロシオン）という慢性肝炎の治療薬として申請し、厚労省の認可を得ています。

ただ、その製造販売権を持っているのは当社ではありません。そして当社は、有機ゲルマニウムを医薬品としてではなく、食品（および化粧品）として扱っています。

このあたりの事情は入り組んでいるため、ここで詳述することは控えます。

有機ゲルマニウムの作用については非常に多岐にわたるのですが、何をお話ししましょうか。有機ゲルマニウムを飲み始めると、まず、わかりやすい変化として、便の色が変わります。

便秘の人は固くて、黒みがかった茶色の便の人が多いですが、黄色い軟便になります。尿の黄色味も増します。なぜこのような変化が起こるのか。

有機ゲルマニウムによってマクロファージやクッパー細胞が活性化し、老化した赤血球が網内系で除去されます。赤血球の内容物であるヘモグロビンが分解されてヘムになり、これがビリルビン、ウロビリノーゲンへと代謝されます。ウロビリノーゲンは酸化されるとオレンジ色に着色されてウロビリンになって、便中に排出されます。

つまり、古い赤血球の破壊亢進に伴って、ビリルビンやウロビリンが増加していることが、便の色が変わることの原因であるわけです。

「赤血球が破壊される？　体に悪いんじゃないか」と思われるかもしれません。しかし有機ゲルマニウムを継続的に摂取している人の血液データを見ても、ヘモグロビンやヘマトクリットの低下は見られない。

つまり、単なる破壊というよりは、代謝の亢進であって、新しい赤血球が次々と産生されているわけです。


赤血球の寿命は120日とされていますが、「長生きならいい」というものではありません。老化した赤血球は連銭形成を起こしやすく、肥大化し、末梢の微小血管を通りにくくなっています。古い赤血球には体内から退場してもらい、新しい後進が生まれ育つことが必要なのですが、有機ゲルマニウムの仕事はまさに、赤血球の「破壊と創造」です。

浅井は著書に「ゲルマニウムが酸素の代わりをすることで、体内の酸素が豊富になり、様々な効能をもたらすのではないか」と書いています。

これは現在の目から見て不正確な表現です。ゲルマニウムに酸素運搬能はありません。しかし、ゲルマニウムが赤血球の代謝を亢進し、酸素供給能が高まるわけですから、結論的に浅井の予見は当たっていたと言えます。

有機ゲルマニウムの作用の一つとして、抗酸化作用が言われますが、実はアサイゲルマニウムそれ自身には in vitro（試験管内）で抗酸化作用はありません。抗酸化物質の誘導作用がある、というのが正確な表現です。

有機ゲルマニウムの摂取によって、体内でビリルビンやウロビリノーゲンが増加しますが、抗酸化作用はこれらの物質によるものです。

ビリルビンはビリベルジンが酵素的に還元されて生成されますが、この還元にはATP（エネルギー）が使われています。わざわざそれだけの手間をかけているのは、抗酸化力を高めるためだと考えられています。

実際、ビリルビンの抗酸化作用は強力で、フリーラジカルの消去能でいえば、α-トコフェロール（ビタミンE）やβ-カロテン（ビタミンA）をはるかに上回るほどです。実験動物で四塩化炭素を経口投与すると活性酸素が発生して肝障害が起こりますが、有機ゲルマニウムを投与すると肝数値（AST、ALT）の上昇が抑えられることを確認しました。

同様に、免疫の活性化、抗炎症作用、解毒作用についても、有機ゲルマニウムが直接の作用を及ぼしているわけではありません。

免疫については、有機ゲルマニウムは白血球のToll様受容体（TLR）の抗原認識を高める作用があって、結果、インターフェロン産生が高まり、抗癌作用などが発揮されます。

抗炎症作用についてはは複数の機序があるのですが、まず、有機ゲルマニウムの摂取によって赤血球の代謝亢進が促され、ヘムが増加します。ヘムは肝臓で分解されるときにCO（一酸化炭素）を放出します。そのCOに強い抗炎症作用があります。

また、有機ゲルマニウムを摂取すると、抗炎症作用のあるプロトポルフィリンが増加します。

これは動物ではヘムになる一歩手前の前駆体です。プロトポルフィリンの環状構造の真ん中に鉄が挿入されると、ヘムになります。植物では、中央に鉄ではなくマグネシウムが挿入されてクロロフィルになります。つまり、ポルフィリンは動物にとっても植物にとっても重要な分子ですが、その産生が増加するわけです。

先ほど触れましたプロパゲルマニウムは慢性肝炎の治療薬ですが、COによる肝血流の増大とプロトポルフィリンによる抗炎症作用が薬効の本態だと考えられます。

動物実験でも、肉芽腫の抑制、胸腺重量減少の抑制、体重増加の抑制、抗リウマチ作用など、炎症由来の症状への効果を確認しています。

アミロイドーシスや白内障といった老化に伴う病態に対しても、アミロイド沈着の抑制や白内障の進行抑制作用が示されています。

さらに、骨代謝調節作用があって、過剰な骨吸収の抑制と骨芽細胞の分化促進作用があります。つまり、骨粗鬆症に対しても効果があると考えられます。

なぜ、こんなにも多様な作用があるのでしょうか。

それは、有機ゲルマニウムが、体の不調和を整える司令塔としての役割を果たしているからだと思われます。有機ゲルマニウム自体があちこちにしゃしゃり出るのではありません。要となるメディエーター（媒介物質）に働きかけ、様々な作用を誘導します。

有機ゲルマニウムは、ワンマンスタイルのスタープレイヤーなのではなく、ちょっと引いたところから全体を俯瞰している監督のようなイメージでしょうか。要所要所で各選手を鼓舞し、いいところを引き出し、活躍させる、といった感じです。

有機ゲルマニウムの毒性の低さ、つまり、安全性の高さは、ここに理由があるのではないかと考えています。

自らは抗酸化性も持たず、反応性にも乏しいが、有用物質を誘導することで、生体本来の健康維持機能を引き出しています。優れた教師や監督は、自らでしゃばらず、「ただ示唆し、導く」ものですが、有機ゲルマニウムのふるまいは、まさにそれに近いと感じます。

今、我々が研究しているのは、有機ゲルマニウムの鎮痛作用です。

特に、ATPを介した痛み刺激に対して、有機ゲルマニウムが著効するメカニズムについて、研究しています。

ATPというのは、ご存知のように、生体内でエネルギー通貨の役割をしますが、通常は細胞内に存在します。しかし細胞が壊れると、血中に漏出します。

実はＡＴＰは炎症源であり、発痛物質でもあります。細胞が壊れるという現象は、体にとって異常事態なわけですから、ＡＴＰにこうした催炎症性の性質があることは、生理にかなったことだと言えます。

この炎症が生体に様々は反応を引き起こします。

たとえば炎症を察知した白血球が現場に向かって組織の修復を行ったり、炎症により神経細胞が痛みを感じたり。そして有機ゲルマニウムには、鎮痛作用があります。痛みの伝達経路に作用して、痛みを緩和します。

経口摂取でも作用を発揮しますが、興味深いことに、経皮的にも効果があります。しかもこの作用は即効性です。虫歯の痛みに塗布してもいいでしょうし、湿布としてやけどなどの患部に貼付することも可能だと思われます。

ただ当社としては、そうした医薬品としての応用よりは、化粧品に配合するなど、誰でも使える形での普及を考えています。

実際、当社の有機ゲルマニウム入りの化粧品は、多くの女性からご好評を頂いています。

有機ゲルマニウムは、もはや、僕の臨床には欠かせない存在になっている。

単剤で使うことはあまりないが、他のビタミンとの併用で非常に大きな効果を上げている。

多様な症状に作用し、しかもナイアシンによるホットフラッシュのような副作用がなく、使いやすい。このあたりが、ビタミンＣによく似ていると思う。

あえていえば、値段がちょっとお高いのが難かな。でもそれだけの価値は十分にあると思う。

すでに臨床で効果を実感していたが、改めて有機ゲルマニウムのプロフェッショナル（それも生半可に詳しい程度ではなく、世界一詳しい現役研究者）に直接話を聞いて、理解が深まった。

中村さんからいただいたパンフレットによると、有機ゲルマニウムを脳障害児95人に投与した研究があって、先天的なもので決して治らないと思われている症状（ＩＱ低値、自閉症など）に対しても著効したという（Ｐ１３３「有機ゲルマニウムと脳障害」参照）。子供でも安心して使えるぐらいだから、大人が日常の健康維持に使う分にも、何ら問題ないだろう。興味のある方は一度試してみてください。

◆◆◆◆◆◆

有機ゲルマニウムと流言飛語

ネット上には有益な情報もあれば有害な情報もあって、玉石混交の様相を呈している。ある言葉を検索したとして、患者にとって有益な情報が上位に出てくるとは限らない。Google は自社の検索アルゴリズムについて、人為的な操作をしていないと言っているが、実際にはそうではないことがわかっている。

さらに、業者に依頼すれば、特定の検索ワードに対して、あるサイトの順位を上位にすることもできれば下位にすることもできるという。

「ネット情報にはバイアスがかかっている可能性がある」というのは、ネットから情報を仕入れる上で前提にしておくべきだろう。

昨日会った編集者さんの話。

最近では、ネットで検索をかけても、検索上位に出てくるものはバイアスのかかったものが多いように思います。Google にとっては、私たちが求める類の情報の方がバイアスがかかっているということになるのかもしれませんが。

大阪の、ある肛門科の先生が、「日本は医師免許さえとれば、何で看板を掲げても問題にならない。それで肛門科の専門医でもない人が、めちゃめちゃな痔の手術を乱発して、全国から困っている患者さんが自分のところに来る」と言っていました。

実際、その先生のところでは「手術適応」と別の医院で言われた痔の患者さんの9割は、単なる直腸便秘で、それさえ解決すれば痔も一緒に治っているとおっしゃっていました。

その手術が不要であるかどうかなんて、素人にはまったくわかりませんし、看板に「肛門科」と書いてあれば、当然肛門の専門医だと思い込んでしまいます。

その先生はネットでさまざまな情報を発信し、多くの患者さんを救っていましたが、昨年8月のGoogleのアルゴリズムの改編以降、急に患者数が減りました。不審に思って自分たちのブログを検索してみたところ、16ページ目でやっと見つかったと言ってました。今まではトップで検索できたのに。

有益な情報が広く行き渡る時代になったようですが、決してそうではないんですね。一部の人たちが恣意的に操作をして、その情報が本当に必要な人に届かなくなっている。そうなると、むしろ弊誌のような紙媒体のほうが強い面もあるかもしれません。

中村先生の書くことは、誰もが「そういうことを知りたかった」と思うような内容です。

個人的に、非常に迷惑しているサイトがある。あえてＵＲＬは記載しない（みんながアクセスすると、検索順位が上がっちゃうかもしれないからね）。

そのサイトでは、有機ゲルマニウムの危険性を告発している。「科学的エビデンスのない危険なサプリであり、過去には死亡事故まで起こしたことがある」「高額な健康食品を売りつける詐欺である」などなど、好き放題書いている。

一見公平を装っているようだけど、有機ゲルマニウムの有効性を示すエビデンスについては一切触れていない。記事を書いた人は、それなりの資料集めはしているはずで、その途中で有効性のエビデンスも目にしているに違いないのに、あえて書かない。死亡事故が起こったのは二酸化ゲルマニウムによるもので有機ゲルマニウムには副作用がないことを知っているはずなのに、そこは言わない。

僕は有機ゲルマニウムがどれほど有効かを知っている。

論文を読んで知っているし、自分で毎日飲んでその良さを実感しているし、自分の患者が改善しているのを見て知っているし、有機ゲルマニウム研究の第一人者である浅井ゲルマニウム研究所の中村宜司さんから直接話を聞いて知っている。

特に成長期の子供には非常によく効く印象を持っている。たとえばこんな症例。

【症例】 4歳女児

【現病歴】
来年幼稚園に入園するが、意思疎通の拙さを心配する母親に連れられて当院を受診した。診察中、部屋の隅の竹炭（空気清浄のために置いてる）をずっといじっていて、僕が呼びかけても振り向こうともしなかった。

「こんな具合です。人に対する興味自体が乏しいっていうのかな。幼稚園でちゃんとやっていけるのか、心配です」とは母親の言葉。

【施療および経過】

食事指導（甘いものや小麦をやめるとか）に加えて、有機ゲルマニウム、ビタミンD、Kを勧めた。

1ヶ月後の来院時、別人のようだった。僕のほうを見て、問いかけにちゃんと答える。キーボードに向かってパチパチ字を打つ僕のほうに来て、パソコン画面を覗き込む。人に対する興味が出ているようだ。

「すごい変わったと思います。本の読み聞かせをしても、これまでは、心ここにあらず、という感じだったのが、しっかり反応してくれます」と母親は証言する。集中力やコミュニケーション能力の向上は明らかだ。そう、有機ゲルマニウムはこういう奇跡を起こす。

もちろん、有機ゲルマニウムの効果だけではないだろう。小麦やお菓子をやめたことで、腸の炎症が治まって、栄養の吸収がよくなった、という面はもちろんある。しかしそれだけでは、こんなに急激な改善は見られなかったのではないかと思う。

さらに言うと、浅井ゲルマニウム研究所の有機ゲルマニウムの安全性については、公的機関から確認・認証されている。2019年11月、アサイゲルマニウムは、日本健康・栄養食品協会の「安全性自主点検認証登録制度」に合格した。要するに、厚労省にお墨付きをもらったわけだ。

こんなに安全で、効果の高い有機ゲルマニウムだから、僕も自分の患者に安心して勧められるんだけど……。

ときどき、僕の思いが伝わらないことがある。事前にネットで「有機ゲルマニウムがいかに危険なしろものか」のサイトを読んだ患者は、僕のオススメを拒絶する。

こういう患者に初めて出会ったとき、最初は妙に思ったものだけど、今ならわかる。勉強熱心で、医者の言いなりにならず、「自分の口に入れるものは、自分で納得したものだけにしたい」という人だから、すごくちゃんとした患者なんだな。

ただ、その勉強するソースがね……。

「有機ゲルマニウムは危険なんだ」って固く信じていて、一度偏見に染まった人に考えを改めてもらうのは難しい。

なんともやりきれない気持ちだけど、納得できない人がしぶしぶ飲んでも、それこそ逆プラセボ効果（ノシーボ効果）で無意味だから、こういう人にはあえて勧めない。もったいない話だけどね。

有機ゲルマニウムと相乗作用

今日の昼食は、浅井ゲルマニウム研究所の中村宜司さんと同社営業マンの人とご一緒にさせていただいた。

食事の折、「最近、独自配合したキノコ茶（霊芝、サルノコシカケ、カバノアナタケ、ヤマブシタケ、朝鮮人参を細かく砕いたものをお茶パックに詰めたもの）を患者に勧めているところ、評判がいい」ことについて話した。

すると中村さんが、「そこに有機ゲルマニウムを併せてお勧めすると、ますます効果的かもしれません。たとえば、こんな論文があります」と教えてくれた。

『ヒメマツタケ（Agaricus blazei）熱水抽出物の、有機ゲルマニウム化合物Ge－132と組み合わせたときの抗腫瘍効果』（4）

要約

ヒメマツタケ（Agaricus blazei）の子実体から得た抽出物の抗腫瘍効果を、二重移植腫瘍システム（double - grafted tumor system）で検証したところ、ヒメマツタケ抽出物は右側の原発腫瘍の成長を有意に抑制したが、左側の転移腫瘍に対しては効果を示さなかった。

ヒメマツタケ抽出物を腫瘍内に注入することによる腫瘍転移抑制効果は、0・05％Ge－132を含むエサを経口で自由摂食で与えたときに増強した。活性化マクロファージによって免疫抑制性酸性タンパク（IAP）が産生されることが発見された。ヒメマツタケ抽出物を皮下注射するとすぐに、血中IAP濃度が一時的に増加した。ヒメマツタケ抽出物とGe－132を組み合わせて使うと、CD4陽性ヘルパーT細胞が体内で増加した。

霊芝やサルノコシカケにも抗癌作用があることが知られていますが、この研究に見られるように、ヒメマツタケにも抗癌作用があります。一方、有機ゲルマニウムにも抗癌作用があります。

これらのキノコによる抗癌作用は、作用機序としては似通っています。つまり、併用しても相加作用が望めるだけですが、作用機序がまったく違う有機ゲルマニウムを併用することで、抗癌作用が相乗的に増加した可能性があります（中村宜司さん談）。

なるほど、おもしろい指摘だ。「違うものが協調すれば、効果が相乗的に高まる」ということか。

類似の作用機序のリガンドを併せて使っても効果は相加的（足し算）だが、違う作用機序でありながら同じ作用をもたらすリガンドを併用すれば効果が相乗的（掛け算）になる。

右記に引用した研究では、ヒメマツタケと有機ゲルマニウムの併用により抗腫瘍効果が増強することが示されたわけだけど、僕の配合したキノコ茶を有機ゲルマニウムと併用しても、抗腫瘍効果が増強する可能性はあると思う。

以前、ブログに、慢性疲労症候群に有機ゲルマニウムが効く、という論文を挙げた。

この論文中、有機ゲルマニウムを飲んでも効かない難治症例に対して、コエンザイムQ10やDMG（ジメチルグリシン）を併せて投与することで、ほぼ全患者が改善したという。

このメカニズムは、一体どのようなものだろうか。それぞれ分子構造がまったく違うのだから、当然作用機序も違うだろう。しかし、疲労改善という共通の目的に対して、3剤は協調的に働いたようなんだ。

有機ゲルマニウムの投与量に対して、コエンザイムQ10、DMGをどの程度の割合で使ったのか、残念ながら論文中に記載がありません。この3剤の最も有効な投与量割合を決めるためにマウス実験をするとなれば、けっこう大変です。2剤ならともかく、3剤というのはちょっと。このあたりの数字がクリアになれば、当社としても新商品が作れそうですが（中村宜司さん談）。

第2章
健康体と有機ゲルマニウム

◆◆◆◆◆◆ 有機ゲルマニウムと肌の関係

浅井ゲルマニウム研究所の中村宜司さんから、中村さんの研究チームが学会誌に論文を提出しその論文がアクセプトされた、との報告をいただいた。できたてホヤホヤ、と言ってもいいくらいに新しい論文だ。その要約を紹介しよう。

『有機ゲルマニウムは正常な皮膚線維芽細胞の酸化ストレスによる細胞死を抑制する』

(5)

◇◇◇◇◇◇◇◇◇◇

活性酸素種（ROS）は皮膚の細胞によって極めて有害である。ROSおよびその他の刺激から皮膚を守る化粧品を開発する意義は、ここにある。

レパゲルマニウムは合成の水溶性有機ゲルマニウムポリマーである。本研究において我々は、ゲルマニウムが健常人の皮膚線維芽細胞（NHDFs）に取り込まれる様子を同位体顕微鏡検査（isotope microscopy）を用いて視覚化しようと試みた。

さらに、NHDFs内部のレパゲルマニウムの水酸化モノマー（3-（トリヒドロキシゲルミル）プロパン酸（THGP））の内容量を、液体クロマトグラフィー/質量分析（LC-MS/MS）を用いて決定した。その結果、THGPは用量依存性に取り込まれることが確認された。

次に我々は、ROSによって誘導されるNHDFの死に対するTHGPの予防効果を評価した。遺伝子発現プロファイリング分析によって、予防効果を確認した。

0.59〜5.9 mMのTHGPを添加することで、キサンチン酸化酵素とヒポキサンチンの反応により起こるROSや、H2O2を加えると起こるROSに起因する細胞死が減少した。

さらに、本研究の意義は、ＴＨＧＰの効果はＲＯＳがスカベンジャーとして直接働くことによって生じているのではないことを初めて示したことにある。これは、ＴＨＧＰの作用機序が、一般的な抗酸化物質（たとえばビタミンＣ）の作用機序とは異なることを意味している。

遺伝子発現プロファイリング分析によって、ＴＨＧＰが核内受容体サブファミリー４グループＡメンバー２（ＮＲ４Ａ２）遺伝子（細胞死に関連している）と、インターロイキン６（ＩＬ６）およびケモカイン（Ｃ－Ｘ－Ｃ）リガンド２（ＣＸＣＬ２）遺伝子（炎症反応に関連している）の発現を抑制していることが明らかになった。

さらに、Ｈ２Ｏ２によって誘導されるＩＬ６の産生が、ＴＨＧＰで処置をしておくと抑制されることが示された。

我々の研究結果は、ＲＯＳによって誘導される細胞死に対するＴＨＧＰの予防効果は抗酸化酵素によるものでもなければ、ＲＯＳがスカベンジ（貪食）されることによるものでもない、ということを示している。

有機ゲルマニウムが様々な効果があることは以前に紹介したから、ここでは詳しくは繰り返さないけど、ざっというと、まず免疫賦活作用。有機ゲルマニウムによって、インターフェロンγの産生が高まり、NK細胞やマクロファージが活性化する。こうして抗腫瘍作用が発揮される。

さらに、痛みの抑制作用。熱傷や癌による痛みに対して著効する。

有機ゲルマニウムの鎮痛作用は、NSAIDsやモルヒネによる鎮痛の機序とまったく違うのが興味深い。

そもそも、癌性疼痛というけど、癌になるとなぜ痛むのか？

悪性腫瘍は周辺の正常な組織を侵食して増殖していく。その際、健康な細胞が破壊され、細胞内にある核酸やATPなどが飛び散る格好になる。

「ATPは生体内でのエネルギー通貨」というのは高校の生物で習っただろう。しかし

ＡＴＰが有用なのは細胞内にあってこそで、ひとたび壊死した細胞から漏出すると、発痛物質として作用する。有機ゲルマニウムには、このＡＴＰの暴走を鎮める働きがある。

癌の痛みに苦しむ患者にとって、モルヒネは大きな救いになるが、モルヒネは便秘や吐き気など副作用も強い。有機ゲルマニウムの併用によって、モルヒネの使用量を減らすことができる。


火傷にも有機ゲルマニウムが有効だ。患部に直接塗布すれば、鎮痛作用はもちろん、創傷治癒促進効果があることがわかっている。傷の治りが早くなるし、しかも瘢痕化せずにきれいに治してくれるのだから、使わない手はないだろう。

ちなみに以前紹介したように、生ローヤルゼリーを塗るのもいい。

ただ、有機ゲルマニウムと生ローヤルゼリーの併用がどう作用するのかはわからない。併用によって相乗作用が生まれるとすれば素晴らしいことだけど、ひょっとしたら相殺する可能性もなくはない。もし相乗作用があるのなら、化粧品あるいは軟膏として、極めて理想的なものができると思う。

火傷や傷のような弱った組織に保護的に働くぐらいだから、健康な組織に塗布しても無害であることはもちろんだ。有機ゲルマニウムは、化粧品に使用可能な成分として認可されている。

右記の論文は、平たくいうと、「有機ゲルマニウムがなぜお肌にいいのか」を科学的に追求したものだ。

「活性酸素が正常な皮膚組織を破壊してしまうところ、そこに有機ゲルマニウムがあることで、細胞死を抑制することができる。たとえばビタミンCにも同様な作用があるが、有機ゲルマニウムは、ビタミンCが活性酸素のスカベンジャーとして作用しているのとはまた別の機序で抗酸化作用を発揮している」

これが今回の発見の骨子だ。

ところで、当院では浅井ゲルマニウム研究所で作られた有機ゲルマニウムを扱っている。

浅井ゲルマニウム研究所の有機ゲルマニウムは、他社製品と製法が違う。

他社が二酸化ゲルマニウム（毒性あり）を経由して有機ゲルマニウムを精製するのに対して、浅井ゲルマニウム研究所では多結晶ゲルマニウム（毒性なし）から有機ゲルマニウムを精製するので、毒性の生じる余地がない。

ただ、その分費用がかかり価格に転嫁せざるを得ないのが難だが、品質にとことんこだわるのが有機ゲルマニウムの生みの親、浅井一彦氏の意志を継ぐ研究所の自負だ。

僕のクリニックで浅井ゲルマニウム研究所の商品を扱うにあたって、中村さんにひとつ、注文したことがある。

「有機ゲルマニウムの質自体が、他社製品よりも優れていることはわかったのですが、サプリとして加工する際に使う添加物は何とかならないものでしょうか。敏感な患者は、こういう添加物も気にすると思いますので」

このように伝えたところ、ありがたいことに、中村さんはこのわがままを聞いてくれた。院内での取り扱い専用で、添加物を一切含まない純粋有機ゲルマニウム100％を特別に作ってくれたのだ。

◆◆◆◆◆◆
有機ゲルマニウムと美肌

医者の仕事は、ざっと三通りに大別できる。臨床、研究、教育の三つだ。「臨床」はベッドサイド、あるいは診察室で患者を相手にする仕事。普通、特にことわりなく医者というときは、臨床医のことを指す。

細胞や動物を使っていろんな実験をしたり、というのは「研究」で、新しい医学的知見は多くの場合、ここから生み出されている。

「教育」は医学生や研修医、看護学生、ときには他学部の学生などに医学知識を教える仕事。

医者は、子供のときからそれなりに勉強して厳しい受験倍率をくぐり抜けてきているせいか、そもそも勉強することが苦じゃない人が多い。

学ぶことが好き、というのは、医者にとって必須の素質だ。いや、正確には、学生のときに身につけたような大昔の知識でもやっていけないことはないんだけど、インターネットがあって医学的知識が医者の独占物じゃなくなった今の時代、勉強しない医者は患者に見放される可能性が高い。患者に見放されたって、勤務医なら問題なく生活していけるだろう。しかし、古い知識でやっている開業医は、相当しんどい時代が来るような気がする。

医学の進歩とともに知識のアップデートが常に必要だから、医者は一生勉強なんよ。そういう職業柄のせいか、人にものを教えるのが好き、という医者も多いと思う。

"To teach is to learn"『教えるということは学ぶことである』。教えることと学ぶことは反対語のようでいて、実は同義語なんだ。こういう医者は大学病院に向いている。

僕は本来、性格的には大学病院向きだと思う。教えることが好きだし、黙々と試行錯誤する研究畑にも憧れる。

臨床現場は目の前の患者と一対一の真剣勝負で、やりがいはもちろんある。でも、そういうふうに一人ひとりの患者と向き合い治療に当たっても、僕個人ができることは限られている。それよりは、研究に従事して、何か画期的な方法論を編み出すほうが、多くの人を救えるのではないか。たとえば、エイブラハム・ホッファーは臨床医であると同時に研究者でもあって、治験を通じてナイアシンの様々な有効性を発見した。彼の功績がどれほど多くの病める人を救ったことか。

しかし、教えることが好きといっても、今の医学部教育で行われているような、患者を救えない知識、それどころか有害無益な知識を広めることになんて、加担したくない。研究がやりたいといっても、製薬会社の利益に貢献するだけの研究しかできないのなら、そんなのはごめんだ。

教育にせよ研究にせよ、本当に患者のためになることがしたい。

先日、浅井ゲルマニウム研究所の中村宜司さんの研究チームが、また新たな論文を出された。そう、僕がやりたいのは、こういう研究なんだ。

その新たな知見を世に提出することで、ひとつ、世の中が明るくなる。圧倒的な情報の洪水のなか、それはごくささやかな情報のひとつでしかないけれど、それでも、そのひとつ分だけ、世界がよくなる。

今から研究の道に進むのは難しいけど、せめて、そういう情報発信者ではありたいと思うんだな。

『有機ゲルマニウム化合物ＴＨＧＰはメラニン合成を抑制する』（6）

有機ゲルマニウム化合物３－（三水酸化ゲルミル）プロパン酸（ＴＨＧＰ）には様々な生物学的活性がある。以前我々は、ＴＨＧＰがcis－diol構造と複合体を形成することを報告した。Ｌ－３；４－二水酸化フェニルアラニン（Ｌ－ＤＯＰＡメラニンの前駆体）は自身のカテコール骨格のなかにcis－diol構造を含んでおり、過剰なメラニン産生によって皮膚の黒ずみやシミが生じる。そのため、化粧品業界ではメラニン産生を抑制する物質の研究が精力的に行われている。

本研究で我々は、キノコチロシナーゼ（チロシン分解酵素）とＢ１６ ４Ａ５メラノーマ細胞を用いて、ＴＨＧＰがＬ－ＤＯＰＡとの複合体形成を通じてメラニン合成を抑制するかどうかを調べた。

ＴＨＧＰがＬ－ＤＯＰＡに作用する能力を１Ｈ－ＮＭＲによって分析し、ＴＨＧＰ（およびコウジ酸）のメラニン合成に対する影響を調べた。

さらに、ＴＨＧＰの細胞毒性、チロシナーゼ活性、遺伝子発現に対する影響も調べた。

その結果、ＴＨＧＰはＬ－ＤＯＰＡ（cis－diol構造を持つメラニン前駆体）に作用していることがわかった。

さらに、ＴＨＧＰはメラニン合成を抑制し、コウジ酸と相乗作用すること、しかもチロシナーゼ活性や遺伝子発現には影響しないこともわかった。

これらの結果は、ＴＨＧＰがメラニン合成を阻害する有用な基質であること、また、ＴＨＧＰの効果はコウジ酸との併用で増強されることを示している。


一般の医学部教育でも、フェニルアラニン↓チロシン↓Ｌ－ＤＯＰＡ↓ドーパミン↓ノルアドレナリン↓アドレナリンという代謝経路は学ぶ。

栄養療法を学んでいる人なら、このカスケードを見れば、ホッファーの功績を思い出す。つまり、「ドーパノクロムやアドレノクロム（ドーパミンやアドレナリンの酸化物）には催幻覚性があって、統合失調症の幻覚・妄想はこれらの物質の作用である。また、これらには細胞分裂抑制作用があるため、統合失調症患者はめったに癌にならない。ドーパミンやアドレナリンの酸化を防ぐために、ビタミンCを摂りましょう」ということだ。

そういう文脈でこの代謝経路を見ることはあるけど、L-DOPAがシミの原因でウンヌン、という話はどちらかというと美容系の話で、僕にはなじみが薄いので、この論文は新鮮だった。

コウジ酸と有機ゲルマニウムの併用によって、L-DOPAの悪影響をブロックできるのなら、両者は美肌のためのみならず、統合失調症にも有効ではないか。

僕が研究者なら、こんなふうに、検証してみたい仮説はたくさんあるんだけどなぁ。

有機ゲルマニウムと妊婦

「妊婦が有機ゲルマニウムを飲んでも影響ないですか？」と聞かれた。

「もちろん大丈夫です。０歳や１歳の子供さんも安心して飲めるぐらいですから、何ら問題はありません」と即答した。

この言葉は嘘ではない。嘘ではないが、科学的に正しいかといえば、そうではない。

患者は「妊婦が飲んでも大丈夫か？」と聞いている。これはつまり、「胎児に悪影響はないのか？」ということである。

これに対して「０歳児、１歳児が飲んでも問題ない」という答えは、実質、問いに対する答えになっていない。

患者は穏やかな人だったからそれ以上追及してこなかったが、むしろ納得できないのは僕のほうである。患者から宿題をいただいた格好で、診察後、すぐに文献を探してみた。

すると、岡澤美江子先生による症例報告（1977年10月15日）があった。妊娠中、有機ゲルマニウムを服用していた妊婦8症例について、全員が〝完全に健康な赤ちゃん〟（原文ではPERFECTLY HEALTHY BABIESと大文字）を生んだ、という。

〈症例1〉

第1子、第2子とも病弱であり、母親自身元来虚弱であった。第3子の妊娠初期に尿糖が強陽性（＋＋）であった。妊娠二ヶ月目より有機ゲルマニウムの服用を開始したところ、極めて健康な男児を出産した。

〈症例8〉

妊娠前から、虚弱と自律神経失調症の改善のため、有機ゲルマニウムを服用していた。妊娠後期に重度の嘔吐と貧血が出現し、さらに血圧上昇も見られたため、有機ゲルマニウムの経口投与に加え、有機ゲルマニウムの静脈注射も行った。結果、お産は非常に良好であった。

なぜ、有機ゲルマニウムを服用していた妊婦には周産期異常（早産、低出生体重児、早期胎盤剥離など）が見られず、皆、安産なのか。

低出生体重児がますます増える傾向にある近年、この問題には一考の価値がある。単に母体と新生児の健康のためだけではなく、一般の人にとっても有益な示唆を得られる可能性がある。

妊娠中、母体（および胎児）にとって最も必要なのは酸素である。

好気呼吸を行う生命すべてにとって酸素が重要なのはもちろんだが、なんといっても、妊娠中は食事も酸素も「二人前」必要である。酸素の重要性は、普段の倍になっていると考えないといけない。

こういう状況で、母体内の環境が酸性に傾いていたら、どうなるか？

〝酸性環境下では赤血球のヘモグロビンの酸素運搬能力が著明に低下する〟というのが、生理学の教えるところである。子宮内の胎児にとっては、一本の臍帯が、文字通り「命綱」であるが、ここに酸素がろくに運ばれてこないとなっては、生命の危機そのものである。

では、なぜ、体内環境が酸性化してしまうのか？

ひとつには、精神である。ストレスや不安は、血液の酸性化を招く（逆に、血液の酸性化が不安や不穏を招く）。「笑っている人は病気にならない」という言葉は、確かに真理を含んでいる。気持ちが穏やかで、前向きであることが大事だ。

もうひとつには、食生活である。ただでさえ、農薬や添加物など、体内に様々な毒物が蓄積する現代である。妊娠前にろくすっぽ食べ物に気を遣っていなかった妊婦は、ひどいつわりによって、日頃の不摂生の代償を払うことになる。妊娠してからでも決して遅くはないから、食べ物に配慮することだ。体を酸化させる食材（粗悪な肉や脂肪酸など）は控えることが好ましい。

このように考えていくと、「有機ゲルマニウムは、妊婦さんが飲んでも安心です」どころではない。

酸素の重要性が倍加している妊婦こそ、率先して有機ゲルマニウムを摂りたい。有機ゲルマニウムは赤血球の代謝亢進を促す（↓26ページ参照）。

古くて固い赤血球にご退場願い、新しく柔らかな赤血球を生み出す（一般の採血データは古いも新しいもなく、単なる赤血球の数しか見ていない）。新鮮な赤血球が各器官に酸素を供給することで、様々な不調が一掃される。

ところで、この興味深い症例報告を書いた岡澤美恵子先生は、どのような人なのだろうか。症例報告したのは1977年、今から46年前のことである。今も存命中の先生だろうか。

ネットの時代である。検索してみたところ、岡澤美江子医師は98歳（当時）の今も横浜・金沢区で開業医をされている現役医師のようだ。

著書も出されていて、『天の配慮 命の源流を探る唾液イオン反応～自然摂理は永久の真理』という本がKindle版であったので、さっそく購入した。

岡澤先生は、敗戦の雰囲気が色濃くなってきた1944年に東邦大学医学部の生化学研究室に入り、唾液の研究をしていた。

この研究を通じて、先生はひとつの着想を得た。それは「唾液とは血液である」というものである。食事をし、それが胃腸で吸収されて血流に乗り、血液が唾液腺（耳下腺、顎下腺、舌下腺）で濾過されて唾液になる。

つまり、「唾液の性質（酸性アルカリ性の状態も含め）に血液の状態がモロに反映されているのだから、わざわざ採血をせずとも、唾液を調べることで体内環境を把握できるのではないか？」という仮説のもとに研究を進め、ついに大友慶孝氏とともに、唾液の酸化還元確認計（ORP）を開発するに至った。先生はこの機械を臨床に使って、着実に成果を上げているという。

非常におもしろいアイデアだと思った。確かに、唾液は医学的情報の宝庫だろう。これを臨床に応用する手法がすでにあったことに、驚かされた。

広く普及すればいいと思うけど、既得権益に阻まれて、なかなか難しいだろうな。

岡澤先生と有機ゲルマニウムの出会いについても書かれていた。

先生は、有機ゲルマニウムの発見者である浅井一彦先生と面識があり、浅井先生から直接有機ゲルマニウムの素晴らしさを教わって、自身の臨床にも使うようになったという。

長寿の医者というのは、長寿であるというだけで、その言葉の信憑性が5割増し、というところがある。98歳の今も現役の臨床医であり続けているというのは、やはり、この先生のアプローチ（酸・アルカリへの意識、有機ゲルマニウムの活用）は「本物」だと思うんだな。

◆◆◆◆◆◆

過眠と有機ゲルマニウム

【症例】13歳男児

【現病歴】2020年10月7日オンライン受診。母親が語る。

日中の眠気がひどいんです。もう、起きた瞬間から眠く、何とか無理やり起こしてご飯食べさせて学校に行かせますが、通学途中、駅のベンチで電車を待ちながらそのまま寝てしまい、遅刻することがあります。

授業中も寝てしまいます。本人は眠るまいと頑張っています。だから机にうつ伏せになるとか、完全に〝寝る姿勢〟にはなりません。それでも、猛烈な睡魔に襲われて、かくん、と落ちてしまうような格好です。

学校での人間関係にはトラブルはありません。ただ、高校生の兄のささいな一言で激昂することがあります。そのせいで昨夜もなかなか寝付けず、布団の中でずっと文句を言っていました。こういう怒りの感情にとらわれることが最近多いように思います。

勉強面では英語が苦手です。社会や地理なども興味がありませんが、理科や数学などはよくできます。

以前、私を診察していただいた際に、私にゲルマニウムをお勧めいただきました。この子にも飲ませたところ、「何だか体調がいい気がする」と言っていました。でもストックが切れたので、今は飲んでいません。


猛烈な眠気を主訴とする患者である。

まず確認したいのは、夜きちんと寝れているか。寝ているとしても、睡眠の質はどうか。

中途覚醒が多かったり夢が多かったりしないか。

あと、食事も大切。甘いものとか好きだったりしませんか？


小学校のときは〝炭水化物で生きている〟ような時期がありました。偏食です。野菜嫌いで肉も魚もそんなに好きじゃなくて。でも最近成長期になってから、体が欲するせいか、野菜も肉も食べるようになりました。

甘いもの、お砂糖菓子の類は昔から一貫して好きです。小麦も好きで、朝はパンと決まっています。乳製品も好きです。牛乳、チーズ、ヨーグルト。なんでも食べます。


うむ、このあたりは改善の余地がありそうだ。精製した砂糖、小麦、乳製品。全部やめることが理想だけど、それはきっと難しいだろうな。せめて今食べてる量の半分にしてみよう。

あと有機ゲルマニウムがいい感じのようだから希望通り飲んでもらおう。夜の睡眠は「ちょっとした物音で目を覚ます」という。浅い眠りのようだから自律神経を整えるためにCBDオイルをごく少量摂ってもいいかもしれない。あと、知育にはタラ肝油が喜ばれるかも。ゲルマニウムと合わせて使うと成績アップに貢献するだろう。睡眠異常の背景には何らかの毒物（農薬、添加物、重金属など）が遠因になっている可能性もあるから、デトックスとしてメチルガード（Thorne Research社のサプリ）も飲んでおこうかな。

11月18日再診。

すごくよくなったんですが、また悪くなってしまって。いや、本当に、すばらしく効いたんです。でも今はよくないです。どういうことか、説明しますね。

サプリを飲み始めてから、猛烈な眠気がすっかりなくなって、授業もきちんと聞けるようになりました。それだけでもありがたいのですが、うれしいことに、性格まで穏やかになりました。兄の一言にキレることがなくなって、それどころか、家族団欒の夕食のときに会話に加わるようにさえなりました。以前は黙って家族の話を聞いているだけの子供だったんです。

もともと穏やかな子だということは知っていました。好きな知識をペラペラしゃべったり一人で何かに取り組むようなことが多かったのですが、最近は兄と仲良く遊ぶ姿もよく目にして、母として本当にうれしく思っていました。

一度改善してまた悪化した原因は分かっています。ゲルマニウムが切れて、2週間ほど飲んでいなかったからです。そうするとやはり、元通りになりました。授業中の居眠りがまた始まり、兄とささいなことでケンカするようになり。

10月は甘いものもよく我慢していたと思います。でも最近は下校時にお菓子やジュースを買い食いしているようです。ただ、たとえばジュースを飲むにしても炭酸飲料ではなくて果汁100%のものにしたり、本人も一応気を遣っているようなので、特に強く注意はしていません。

味やにおいに敏感な子なので、サプリはカプセル越しにでもにおいを感じるようで、飲むのを嫌がります。タラ肝油も、なんとか頑張って飲んでいるという感じです。

ゲルマニウムをやめて確かに悪化したのですが、9月以前ほど悪くなっていないのは、まがりなりにもこういうサプリを続けているおかげかなと思います。


浅井一彦著『ゲルマニウムと私』のなかに、こんなエピソードが出てくる（227〜230ページを要約）。

ゲルマニウムが「万病に効く」ことを聞きつけた14歳男児、持病の喘息治療のためにゲルマニウムの服用を開始した。喘息が軽快したのはわざわざ断るまでもなく想定内のことだから、ここでは特記しない。ただ、思いもしないうれしい副産物があった。この男児、数学が大の苦手だった。40点50点は当たり前、自他ともに認める赤点常習者だった。そんな彼がある定期テストで、通常の彼にはあり得ないことだが、満点をとった。数学教師はわが目を疑った。「よく頑張ったな」などとは思わない。「どうやってカンニングしたのか」をまず考えたこの教師を、「生徒の努力を信じられないのか」と責めるのはやや酷だろう。それほど急激な得点アップだったのだ。

ゲルマニウムは脳に多くの酸素を供給する。これにより論理的思考力が高まり、結果、数学で満点をとれたわけだ。上記症例の眠気改善も、脳への酸素供給によるものだろう。おそらく成績アップにもつながるはずだから、頑張って勉強してね。

◆◆◆◆◆◆ 有機ゲルマニウムとペット

有機ゲルマニウムが効くのは、人間に対してばかりではない。動物にも効く。

これは研究の順番からいえば当然の話である。まず、動物で有効性（および安全性）が確認され、製品化される、というのが一般的な流れで、有機ゲルマニウムも例外ではない。

そもそも、浅井一彦先生は「何か新しいサプリを作ろう」と思って有機ゲルマニウムを開発したのではない。

「真に人を癒やす薬を作りたい」という思いから出発し、その思いが見事に実現し、素晴らしい製品を作ることに成功したのだが、諸事情から薬として認可されることはなかった。

その研究過程で、動物（主にネズミ）に対する有効性（および安全性）は十分に確認されているし、現在も有機ゲルマニウムの新知見は動物実験によって生み出されている。

厚労省に薬の許認可を得る申請をするには、さまざまなデータを揃えなければならない。その際、半数致死量（その量を投与された個体のうち、半数が死ぬ量）を設定せねばならないが、浅井博士はこの作業に難渋した。というのは、ネズミにどれだけ大量の有機ゲルマニウムを投与しても、元気になるばかりで、一向に死なないためである。

「薬には副作用がつきものである」という。そういう意味でいうと、有機ゲルマニウムは副作用が実質存在しない。つまり、厚労省が有機ゲルマニウムを薬として認めなかったことは、ある意味ではまったく正しかった。

こんな具合に、致死量や副作用の欄を空白のまま出すわけにいかないという笑い話のような逸話があるのが、有機ゲルマニウムである。ネットを見れば、有機ゲルマニウムに対する根拠のない誹謗中傷が飛び交っている。浅井博士がこれを見れば、胸を痛めることだろう。

さて、今回はこの当然の事実「有機ゲルマニウムは動物にも効く」ということを、具体例も交えて紹介しよう。

まず、浅井博士自身の体験談である。博士は家でシャム猫を飼っておられたが、その愛猫が、あわれ、野良犬に首元をガブリとやられた。半死半生の猫に、博士はすぐさま有機ゲルマニウムの水溶液を浸した湿布で傷を抑え、口をこじ開けて同じ水溶液を流し込んだ。

直後にかけつけた獣医が、数日後に再び診察したところ、猫の回復ぶりに息をのみ、つぶやいた。「有機ゲルマニウムが奇跡を起こすという意味が、ようやく私にもわかりました」と語ったそうだ。

有機ゲルマニウムが効くのは、哺乳類だけではない。なんと、魚類にも効く。

観賞用の優雅なコイを見たことがあるだろうか。あれは交配のたまもので、自然界にはあれほど見事なひれや模様はあり得ない。しかし人工的な産物だけに、体質が脆弱で病気にかかりやすい。

コイ養殖業の男性が所有する、一匹ウン十万もするような高価なコイ数匹が病気になった。ウロコがはがれ、水中で横になってあえぎ出した。

そこに浅井博士が水槽に有機ゲルマニウムを投入したところ、コイは数分後には元気に泳ぎ始め、まったく見向きもしなかったエサをパクつき始めた。たちどころにコイが元気になる、こんな物質は他にはない。以来、コイの飼育には不可欠だとして、有機ゲルマニウムが重宝されている。

こんなに効く有機ゲルマニウムだが、医学部教育で教わらないように、獣医学部の教育プログラムにもこの名前が登場することはない。

しかし、知っている人は知っている。手の施しようのなかった犬、猫、馬、鳥などの難病が、有機ゲルマニウムで嘘のように治癒する。

彼らはそういう奇跡を実際に見ているし、自分の診療にも取り入れている。初めて見たときの〝奇跡〟は、もはや彼らの〝常識〟になっている。「なぜこんなすばらしいものが公表されないのだろう」と彼らは不思議に思っている。

有機ゲルマニウムと妊娠の関係について触れたが（↓64ページ参照）、当然というべきか、有機ゲルマニウムは不妊の動物にも効果を発揮する。

ある人がイギリスから莫大な価格でメスのドーベルマンを輸入した。各種コンクールで最高位をとった優良犬だった。

しかし、この犬がまったく妊娠しない。5年間に7回交配したが、ことごとく空振りに終わった。交配料のウン十万円がまったくの無駄金になってしまった。

このままでは老齢化し、この犬にかけた金が丸損になってしまう。

そこで浅井博士、この人に有機ゲルマニウムを勧めた。発情予定の一ヶ月ほど前からゲルマニウムを投与した。

すると、見事に受胎した。オス5匹、メス6匹を分娩し、母子ともに極めて健康だった。

さらに、僕の患者の話。

先生、獣医さんでもないのに、私の犬の相談に乗ってくれて、ありがとうございます。

前回、有機ゲルマニウムを勧めてもらって、飲ませ始めました。1日300㎎くらいずつ。

すると、まず、食欲が出てきました。3ヶ月前に体調を崩して以来、ほとんど食べなかったのが、ちゃんと食べるようになりました。

抗生剤の点滴をしていたんですが、獣医さんからも、もうやめていいと言われました。ますます元気になってきていて、黄疸も消えてきました。

私も有機ゲルマニウム飲んでいますが、私よりは犬のほうに劇的に効いていると思います。

有機ゲルマニウムの効果をいまいち感じない、という人は、量を増やすといい。ある程度大胆に。

岡澤美江子医師は癌患者に対し1日5g使うよう指示していたように、mg単位ではなくg単位で使ってみることだ。

このあたりの呼吸はビタミンCと似ている。少量でちまちまやっていては、効くものもなかなか効かないよ。

第3章

癌と有機ゲルマニウム

◆◆◆◆◆◆

有機ゲルマニウムと癌研究

以前有機ゲルマニウム（Ｇｅ－１３２）について、癌に対する有効性は細胞レベルや動物実験では示されているが、人での有効性のエビデンスは乏しい、みたいなことを書いた。

しかしその後、『Germanium: The health and life enhancer』（Sandra Goodman 著）を読んでいて、ＲＣＴ（無作為化比較試験）も含めいくつかの研究があることを知った。

ここで紹介しよう。

◇◇◇◇◇◇◇◇◇◇◇◇◇◇◇◇◇◇◇◇◇

〈切除不能の肺癌患者を対象として、Ｇｅ－１３２の有効性を調べた治験〉

患者を化学療法＋Ｇｅ－１３２投与群と化学療法＋プラセボ群に無作為に振り分ける二重盲検を行った。

◇◇◇◇◇◇◇◇◇◇◇◇◇◇◇◇◇◇◇◇◇

チェック項目として、余命期間、腫瘍径、ＱＯＬ（生活の質）、免疫学的マーカーを評価した。

Ｇｅ－１３２の投与によってこれらすべての項目で統計的に有意な改善が見られた。

'Some pharmacological and clinical aspects of a novel organic germanium compound Ｇｅ－１３２' (Mizushima at al. 1984)

Sanumgerman（乳酸クエン酸ゲルマニウム。西ドイツの Sanum-Kehibeck 社により開発された有機ゲルマニウム化合物）を卵巣癌患者に投与した研究がある。

卵巣癌で卵巣と子宮を摘出した６人の女性（44～64歳）に Sanumgerman を投与し、術後の健康度、痛み、傷の性状を調べた。

６人全員で健康度が著明に上昇し、痛みが軽減していた。６人中５人で腹部およびダグラス窩に浸出液の貯留が認められなかった。１人ではわずかに貯留が認められた。

'Experience with Sanumgerman in Poland and Germany' (Samochowiec et al. 1984)

Spirogermanium（Smith Kline社のRiceらによって合成された有機ゲルマニウム化合物。同社により抗癌作用および抗関節炎作用が確認されているが、神経毒性もある）を癌患者に投与した第1相試験（目的は治療効果の検証ではなく、安全性の確認）がある。

癌患者（種類は様々）35人に対してSpirogermaniumを静脈投与した。めまいなど軽度の副作用を生じる患者が数人したが、いずれの副作用も数分から数時間で消失した。蓄積による毒性や骨髄抑制といった副作用は見られなかった。

第2相試験（治療効果を検証）で、リンパ腫（非ホジキンリンパ腫とホジキン病）の患者を対象にSpirogermaniumを投与した。17人の患者中、5人（30%）で客観的に症状が好転し、2人では寛解した。血液毒性は見られなかった。

'The clinical pharmacology of Spirogermanium, a unique anti cancer agent'
(Schein et al. 1984)

症例報告として、以下のようなものがある。

1・骨髄増殖性疾患の62歳女性にSanumgermanを経口投与したところ、3週間で脾臓腫瘍の縮小が認められた。
"Biophysical results with germanium and Sanumgerman" (Kokoschinegg et al. 1984)

2・精巣および肺の胎児性癌の18歳男性に、Sanumgermanを含む様々な抗癌治療を行ったところ著明に改善し、1985年現在、転移なく良好に経過している。
'Experience with Sanumgerman in Poland and Germany' (Samochowiec et al. 1984)

3・癌の摘出術を受けた55歳女性が、胃、腎臓、腸間膜、肝臓に癌の転移を生じた。抗癌剤治療を受けた後、Sanumgermanの服用を開始した。血液データなど、症状の変化を詳細にモニターした。手術から4年後、肝臓への転移巣が消失した。しかし、リンパ節の径はわずかに増大した。
'Case study: adenocarcinoma with liver metastases' (Paetz et al. 1984)

4・78歳男性の大腸癌に対して、1978年、1979年に手術を行った。1982年に肝臓への転移が見つかったため、癌に対する厳格な食事療法とともにSanumgermanの服用を開始した。その後4年経っても転移は見られていない。

'The Sanumgerman therapy in biological medicine'(Zoubek et al. 1984)

5・右肺に癌を生じた54歳男性が、抗癌剤による治療を受けた。しかし食欲が低下し、気力、体力も低下した。そこでGe-132を1日500mg服用を開始したところ、5ヶ月後には癌が消滅し、空咳が出なくなり、体調も以前のように元気になった。

1988年出版の本なので、データがどれも古いのが難点だ。

それに、有機ゲルマニウムと抗癌剤の併用でのRCTはあるが、有機ゲルマニウム単体投与でのRCTはやはり見当たらない。

腫瘍の縮小効果に限って見れば、抗癌剤は有効かもしれない。しかし長期的にはどうなのか。抗癌剤はむしろ余計で、有機ゲルマニウム単体投与で治療したほうが長期的な予後は良好だという可能性は、けっこう高いと思う。「思う」としか言えないところが、RCTのない辛いところだ。

RCTはなくても、右記のように、有効性を示す症例報告は多数ある。この報告を見てなお、有機ゲルマニウムを「エビデンスゼロの民間療法」と批判することはできないはずだ。

というか、そもそも浅井一彦博士は有機ゲルマニウムを抗癌剤として国に認可してもらいたいと考えていた。しかしその思いは結局叶わなかった。なぜか？　それは、有機ゲルマニウムの有効性が否定されたからというよりは、政治的・経済的理由によるものだ。だから、当然、効く。高濃度ビタミンC点滴と併用して、そこにさらにα-リポ酸、コエンザイムQ10、ビタミンK2なんかも一緒にとればいい。

癌になったからといって恐れることはない。大事なのは、医者の言うがままに抗癌剤治療に飛びつくのではなくて、他の選択肢があることを知っておくことだ。

◆◆◆◆◆◆

有機ゲルマニウムと癌の関係 1

有機ゲルマニウムが癌に有効であることは以前のブログでも何度か紹介してきた。それでは、なぜ、効くのか？ そのメカニズムは？

そもそも癌の内部およびその周辺では、血管からの距離が遠くなることと、過剰な細胞増殖が起こることによって、酸素供給が不足して、低酸素状態になっている。

実は、低酸素状態では、免疫系がうまく機能しないのである。

このことはすでに1960年代にHellström博士によって発見されていた。博士は、癌患者の体内に癌細胞とキラーT細胞が共存していることを報告し、世界を驚かせた。

一体なぜ、免疫系が癌細胞を攻撃しないのか？ その機序の解明に向けて、世界中で研究が行われた。

その結果わかったことは、癌細胞の作り出す低酸素環境下においては、免疫細胞の産生するパーフォリンやグランザイムＢによる傷害活性、また、インターフェロンγの刺激を介する分化も、抑制されてしまう、ということである。

つまり、癌細胞周囲が阻血に陥ることで酸素濃度が低下し、結果、癌に対して免疫系が機能できずに癌の増殖を許してしまう、ということが明らかになった。

このメカニズムは、そのまま、「なぜ有機ゲルマニウムが癌に効くのか」の説明にもなっている。

有機ゲルマニウムは赤血球の「破壊と再生」を促進する。

古くて柔軟性を失った赤血球を破壊し、新しく柔軟性のある赤血球を生み出すことで、いわば、「血が一新」される。

採血で測定されるのは、単に赤血球の「数」に過ぎない。大事なのは、「質」（および働き）である。赤血球が生まれ変わることは、大げさではなく、体が変わる、ということである。

柔軟性を増した赤血球は組織の奥まで酸素と栄養を届け、不要物（二酸化炭素など）

を回収して行く。酸素と栄養の行き届いた組織は、その本来の働きを取り戻す。有機ゲルマニウムの摂取によって、数えきれないほどの疾患や不調が改善するのは、偶然ではない。結局のところ、赤血球の更新による全身の〝生まれ変わり〟こそ、有機ゲルマニウムの効能の核心である。

なぜこんな話になったのか？
昨日、浅井ゲルマニウム研究所の中村宜司さんからこのようなメールが届いた。

中村宜司さん「岡澤先生を取り上げたブログを拝見しました。岡澤先生はご存命中ですが、現役医師としての活動は数年前に引退され、現在は施設に入所されています。心身ともにご健在で、私も年に何回か先生のところを訪問しますが、そのたびにいつも、ゲルマニウムについて熱く語ってくださいます笑」

そうだったのか。著書『天の配慮　命の源流を探る唾液イオン反応～自然摂理は永久の真理』の出版がまだ数年前と最近であるため、てっきり現役かと思っていた。

岡澤先生はその著書の中で、有機ゲルマニウムによる癌治療法を紹介している。数十年に渡る臨床経験のなかで、無数の癌患者が有機ゲルマニウムによって健康を取り戻してきた。

当院にも癌で通院中の患者がいるため、岡澤先生の知識を活かさない手はない。本に書いてあることをもっと掘り下げて知りたいことがあったため、中村さんに質問をした。

「岡澤先生はゲルマニウムを、経口投与はもちろん、静注でも併せて使っておられますが、何％溶液でしょうか？　有機ゲルマニウム粉末を生食に溶いて作ろうと思っているのですが、ご教示願います」

中村宜司さん「点滴は中和液製剤でないと難しいかと思います。有機ゲルマニウムは酸性度が比較的強いため、そのままの静注はアシデミアを起こす可能性があり、危険です。中和液製剤はかつて製薬会社に作ってもらっていましたが、今はありません」

そう、浅井一彦先生は当初、有機ゲルマニウムを癌の特効薬として売り出そうと思っておられた。

しかし様々な組織の思惑、利害関係の衝突、紆余曲折があり、現在、保険薬剤としては慢性肝炎治療薬の「プロパゲルマニウム（商品名セロシオン）」として収載されるところに落ち着いた。

有機ゲルマニウムが保険の効く癌治療薬として承認されず、代わりに、毒以外の何物でもない〝抗癌剤〟がはびこることになったことは、日本のみならず世界中の人々にとって不幸なことだった。今もその不幸は現在進行形である。

いざこざの余波を受け、静注のゲルマニウム製剤も生産中止となってしまった。

しかし、有機ゲルマニウムの購入が可能であることは、不幸中の幸いである。中村さんに、重ねて質問をする。

「やはり、岡澤先生の本の中に、有機ゲルマニウムの経口投与で、1日60錠を2ヶ月間継続して癌が治癒した症例の記載があります。当院の有機ゲルマニウム粉末で換算すればどれくらいの量になりますか？」

中村宜司さん「岡澤先生が使っておられたのはアサイゲルマニウムのカプセル製品です。ただ、大量投与については、私の立場からはコメントしづらいところがあります。岡澤先生は自身の臨床経験に基づいて高用量のゲルマニウムを使っておられました。それは一般の人には副作用が起き得る量でもあります。また、高用量のゲルマニウムを数週間継続するとなれば、やや高額の費用が必要になり、人によっては経済的に厳しいかもしれません。

私としては、一般の人が安心して服用頂ける目安量を提示するにとどめたいと思います。ただ、岡澤先生は常々言っておられました。『癌は50万円で治る病気なのよ』と」

この50万円をどう見るか、ということである。

浅井一彦先生の願いは、癌患者にもっと安価に有機ゲルマニウムを届けることだった。

だからこそ保険収載を目指したのだが、その試みは頓挫した。購入するとなれば、やや高額である。

僕が癌患者の立場なら、有害無益な抗癌剤など一顧だにせず、迷わず有機ゲルマニウムを購入し癌治療の一助とするが、結局、このあたりは個々人の価値観である。

次回、有機ゲルマニウムと癌の関係について、もう少し掘り下げる。

◆◆◆◆◆◆

有機ゲルマニウムと癌の関係 2

呼吸には「外呼吸」と「内呼吸」があるということは高校の生物で習っただろう。

「外呼吸」というのは、いわゆる呼吸。息を吸って、息を吐く。あの呼吸である。

一方、「内呼吸」というのは、細胞がエネルギー産生のために行う呼吸のことをいう。

その核心はミトコンドリアにある。

もっとも、これらは必ずしも別物ではない。

たとえば、窯業で陶器を焼く仕事に従事する者では、膀胱癌の発生率が高いことが言われている。理由は二つある。

ひとつは染料などに使われる化学物質への曝露、もうひとつは、酸素不足である。

陶器を焼くときに大量に酸素が消費されるが、1日何時間もその燃え盛る窯のそばで働き続ける。外呼吸による酸素取り込みの低下が、そのまま内呼吸(ミトコンドリア呼吸)の不全を引き起こし、発癌へとつながるわけだ。

しかし、なぜ膀胱なのか。

酸素不足の影響が出るのなら、一見、肺や心臓などに負担がかかりそうに思えるが、なぜ膀胱に癌ができるのか。

医学部で受けた病理学の授業を思い出すがよい。

膀胱の内部を裏打ちする細胞群は、全身の細胞のなかでもかなり特殊で、特に「移行上皮」と呼ばれている。

膀胱に尿がたまり細胞表面が伸展してうすくなると、皮膚のような重層扁平上皮になるが、尿が排出されて膀胱が空っぽになると、まるで腸粘膜のような多列繊毛上皮になる。つまり、膀胱の上皮はその両極の間を行ったり来たりすることから「移行上皮」と呼ばれているわけだ。

そう、膀胱は粘膜質であり、そのため酸素不足の影響を受けやすい。酸素が不足しがちであるということは、そのままイコール、癌になりやすい、と解釈してもらってかまわない。

このことは、逆を考えてみればわかるだろう。たとえば「心臓癌」という病名を聞いたことがあるか？　ないだろう。in vitroでも心筋の細胞を癌化させるのは難しい。ミトコンドリアが豊富で細胞分裂しにくい心筋細胞は、癌になりようがないんだ。

しかし、粘膜はそうではない。

細胞は数日のターンオーバーで常に刷新され、細胞分裂が盛んである。また、水分の代わりに分泌液を分泌する粘膜では、特に癌にかかりやすい。

過去50年、大腸癌の増加に歯止めがかからない。かつて菜食メインの日本人には大腸癌はあり得なかった。

肉由来の糖鎖が組織の炎症および虚血を促進し、発癌を促進することがわかっている。近年の肉食ブームは、今後癌をますます増加させることだろう。

酸素不足は、癌に限らず、様々な疾患の背景に潜んでいるものであるが、外呼吸の不足（およびこれに起因する内呼吸の不足）は、意識されないことが多い。「呼吸が浅い」「酸素が不足している」という自覚は、なかなか持ちにくいものである。たとえば頭痛。低酸素が頭痛の誘因となることは、高山病の例を挙げるまでもなく、十分なエビデンスがある。

そこで、深呼吸である。丹田に意識を据えて、深く吸って、深く吐く。

これを何度か繰り返す。それだけのことで、頑固な頭痛が消退する症例がどれだけ多いことか。

頭痛は、ロキソニンで完治しない。まずは、今すぐ深呼吸である。

それで効かないようなら、有機ゲルマニウムの出番である。

一般に、頭痛も含め、痛みは「組織の虚血」であることが多い。組織は痛みでもって存在をアピールし、相応のケアを求めているのである。

有機ゲルマニウムによって赤血球産生が亢進し、酸素が行きわたれば、痛みは自ずと解消するだろう。

さて、一口に酸素といっても、すべてが同じものではないことをご存知か。

必ずしも科学的に正確な表現ではないが、酸素には二通りある。陽極（プラス）の酸素と、陰極（マイナス）の酸素である。

かつて、未熟児を高濃度の酸素が充満する治療装置に入れ、未熟児網膜症を頻発させるという不幸な出来事があったが、これは陽極酸素の影響である。人工的な酸素はすべて、陽極であると心得よ。

一方、自然界が作り出す酸素は陰極である。森林浴をしたり、滝のそば、海辺に行ったときのすがすがしい感覚を思い出してみるがいい。あれこそが、豊かな陰極酸素のもたらす効果である。

有機ゲルマニウムの働きは、赤血球の再生を通じた酸素の供給であるが、このとき供給されるのは陰極酸素である。ここに有機ゲルマニウムの本領がある。

参考文献
『天の配慮 命の源流を探る唾液イオン反応～自然摂理は永久の真理』(岡澤 美江子 大友慶孝 共著)

◆◆◆◆◆◆

有機ゲルマニウムと癌の関係 3

【症例】 80代男性

【現病歴】 男性の息子の証言

「2年前に腎臓癌を発症しました。抗癌剤や手術を避け、食事の改善などで様子を見ていましたが、癌は特に小さくなるわけでもなく、親父も弱気になっていました。そこに主治医から「オプジーボ」を勧められ、治療を受けることになりました。トータル5回やりましたが、受けるたびに元気がなくなりました。食欲がなくなり、ついには水を飲むのも困難になりました。

5回目をやったのがつい2ヶ月前です。いまだに吐き気がして、食事もほとんど摂れず、痩せ衰えています。

副作用については、主治医から事前に聞いてはいました。免疫系が乱れたり、食欲が低下する可能性は聞いていました。しかし、これほどまでとは……という印象です。治療前にはご飯は食べることができていて、それなりに元気そうでした。その落差を思うと、治療を受けたことが果たしてよかったのかどうか……。

癌が胸椎に転移していて、それが神経を圧迫して、足の力が入らないときがあります。もう末期ということになるでしょうが、本人は生きたいと思っています。だからこそ、オプジーボ治療も受けたんです。現在、ぐったりしている時間が多いですが、それでも多少調子のいいときには歩行訓練さえしています。生きる気まんまんなんです。

何とかできることはないでしょうか」

転移を伴う腎細胞癌。ステージⅣで、まず末期と言って差し支えない。

オプジーボは日本人の開発者がノーベル賞を受賞したことで話題になったが、その薬価の高さでも話題になった。値段は販売当初よりは安くなったものの、1クールをフルで受けると、1千万円以上はかかる（75歳以上は1割負担ただし現役並み所得者は3割）。

「日本の医療財政が破綻しかねない」と言われるほど高価な薬だが、果たしてその価格に見合うだけの効果があるのだろうか?

患者の様子からすると〝夢の新薬〟とはなかなか言い難いようだ。

さて、どうしたものか。

癌専門医の定義からは外れるだろうが、個人的にはこの患者は末期ではないと考えたい。末期というのは、生きる気力を失った状態のことを言う。「もう人生はいい。できれば安楽死させて欲しい。それが叶わないなら、せめて痛み止めで苦痛をなくして欲しい」そういうのが末期患者である。

その点、この人は食事が摂れなくて弱っているだけである。残った体力で歩行訓練までしようとする。生きることへの熱意を失っていない。なるほど、すでに遠隔転移があって癌の病勢は否み難いが、僕の定義では末期ではない。

ぜひ、この熱意に応えたい。

さて、どうしたものか。

まず、何をおいても有機ゲルマニウムである。「万病に効くゲルマニウム」ではあるが、浅井一彦先生は自身の開発したアサイゲルマニウムを、「何より癌の特効薬である」と自負しておられた。自著『ゲルマニウム讃歌』（玄同社）にこうある。

「アサイゲルマニウムは癌治療に欠くことのできないものである。良性腫瘍は言うまでもなく、悪性腫瘍によるすべての難病に必要である。ただし、癌と診断がつき次第、早ければ早いほど、その効果も大である。

特に癌の場合、一番悩まされるのは癌末期特有の〝苦しみ〟である。この苦痛をやわらげるために、多くは痛み止めを打ち続ける。この〝癌の苦悶〟を救ってくれるものは、アサイゲルマニウム以外にない。

例えば64歳男性。余命6ヶ月と医師から診断された肺癌患者だったが、アサイゲルマニウムを服用し始めたところ、6ヶ月も過ぎ、途中、風邪をひいて「今度はダメか」と心配させられたが、一年を生き抜き、主治医から「生きているのが不思議だ」と言われたケースがある。

この患者は結局ゲルマニウム服用開始から1年7ヶ月目に夏風邪をこじらせて喘息発作を起こし亡くなったが、そのときも苦しみがなかった。〝いっときは主人が病人であることさえ忘れさせてくれました〟と家族の方から感謝された」

なぜ効くのか。そのメカニズムについてもよく研究されている。ゲルマニウムによってインターフェロン産生が亢進し、NK細胞やマクロファージが活性化することによるのだが、このあたりについてはここでは触れない。

さらに、痛みと来ればCBDオイルである。理想的には、THC入りのフルスペクトラムならアントラージュ効果から抗癌作用を期待できるが、日本では法律の縛りがあるから仕方ない。しかし、THCを含まないブロードスペクトラムのCBDオイルでも、癌転移巣の痛みの緩和に一定の効果が期待できる。

その他、ベンフォチアミン、マグネシウム、ケイ素あたりをお出しした。

1ヶ月後、来院。息子さんが語る。

「当初は粉のゲルマニウムを飲むことさえ、難しかったんです。最初は水に溶いてそれをかろうじて一口、という具合から飲み始めました。

するとに日ごとに吐き気が治まってきて、食事が食べれるようになってきました。食べるペースも、細々と少しずつしか食べられなかったのが、今は普通に食べることができます。当初は嚥下が悪くてサプリも飲めなかったのですが、飲めるようになりました。

ゲルマニウムは1日2gだったのですが、4gに増やそうかと思っています。便通もよくなってきました。薬で無理やり排便するような具合だったのが、今は自然と出ています。でも、背中の転移巣については、神経の圧迫のせいで歩行の具合はよくありません。痛みはありますが、トラムセット（鎮痛薬）とCBDオイルを併用してコントロールしています。

ただ、この1ヶ月、調子ははっきり上向きです」

1千万円のオプジーボは、投与を受けるたびにどんどん弱っていった。

しかし、ゲルマニウムは、飲むたびごとにどんどん元気になっていった。

もう答えは出たんじゃないかな。

1千万円だろうが1億円だろうが、抗癌剤というのは結局のところ、単なる、〝値段の高い毒薬〟なのよ。

◆◆◆◆◆◆

有機ゲルマニウムと肺癌

【症例】80代男性
【主訴】肺癌（ステージⅣ）、咳、痰を伴う呼吸困難感、頭痛、食欲不振

11月9日受診。娘が語る。

「1年前に癌の診断を受けました。発見時点ですでに症状が進行していて、手術適応かどうか微妙とのことでしたが、本人が拒否しました。かといって、抗癌剤にもいいイメージがないので、断りました。

蓮見ワクチンってご存知ですか？ それを定期的に打って、あとは食事に気を付けて生活していたところ、元気に過ごせていたんですね。バイクに乗ったり、登山したりできるくらい普通に元気でした。

ところが、1ヶ月ほど前から、咳と痰がひどくなって息がしにくいような感じになって。頭痛がしたり、食欲も落ちてきました。

この呼吸困難感は、肺癌の進行もあるのかもしれませんが、それ以上に間質性肺炎の影響ではないかと本人は感じています。しばらく前に間質性肺炎の診断を受けています。息を吸い込めば、聴診器を使わなくてもぱちぱちと聞こえるほどの捻髪音です。

先生、この間質性肺炎は医原性ではありませんか？　というのは、近くの大学病院で、もう嫌というほど何回もCTを受けたんです。PET検査もしましたし、レントゲンも何度も撮りました。主治医からは、「CTと間質性肺炎の因果関係はない」って言われたんですけど、本当ですか？　放射線治療による被爆で間質性肺炎が起こることは一般に認められています。でもCT検査による被爆で間質性肺炎は起こらないって、本当に言えますか？

先週、別の病院を受診しました。そこで「レントゲンとかCTとか被爆する検査はもう嫌」と言ったら、「じゃ、うちでは診れない」と断られました。

父はもともと煙草を1日40本吸うヘビースモーカーでした。2年前に大動脈瘤の治療としてステントを入れる手術をして、それ以後、タバコはきっぱりやめました。

今困ってるのは、とにかく呼吸です。思ったように息が吸えないというのは地獄です。何とか苦しみを楽にする方法はないでしょうか？」

ＣＴを１回撮るごとにレントゲン１００回分にも相当する量の放射線を浴びるわけだから、検査による一定量の被爆は避けられない。長年の喫煙で潜在的なダメージを受けていた肺に、頻回のＣＴ検査やＰＥＴ検査が引き金になって間質性肺炎を発症したという可能性は否定できないと思う。

呼吸困難感は肺癌の進行によるものか、間質性肺炎の急性増悪によるものか。このあたりの区別はそれほど重要ではない。とにかく、まずは症状をとって楽にしてあげたい。

そこで、なんといっても有機ゲルマニウムである。

組織への豊富な酸素供給により、呼吸困難感が軽減するだろう。「間質性肺炎＝肺胞壁の炎症」だから抗炎症作用による病態の改善も望めるし、当然、肺癌そのものへの抗腫瘍作用も期待したい。

どのくらいの量を飲もうか。まずは高用量、１日６ｇを目安に開始して、症状が落ち着けば漸減していくことにしよう。

高濃度ビタミンC点滴も希望だったので、点滴を受けながら、その場ですぐにゲルマニウム2gを服用するよう勧めた。点滴を終了したときには、呼吸困難感は消失。快活におしゃべりし、とても癌患者とは思われないほどに回復した。

11月20日受診。再び娘が語る。

「ゲルマニウムを飲み始めて数日間、非常に調子がよかったんですね。息のしにくさはすっかりなくなって、食欲が出てご飯もよく食べて。頭痛がするとか目が痛いとか、そういう不調が本当に全部なくなりました。

でも、しばらくして下痢になりました。だんだん食欲もなくなってきて、体力がなくなってきて。足の筋肉も弱って、起きるのもやっと、という状態になりました。

ゲルマニウムのせいかなと思って、1日2gに減らしたんですね。そうすると下痢がマシになりました。

呼吸は安定しています。SpO2は94くらいで、以前はもっと低かったです。動くと息切れしますが、咳も少なくなったし、呼吸が楽になったのは明らかにゲルマニウムのおかげだと思います。

下痢はゲルマニウムのせいでしょうか。だとすれば、今後どうしていけばいいでしょうか？

あと、夕方に38度台の熱が出る日が数日間続いたことがありました。汗をすごくかいて。バイク乗りだったせいか、厚着のまま布団に入って寝るようなところが昔からあって、寝汗の量は多いほうかもしれません。しかし、そのときはシャツがずっしり重いほどの寝汗でした。今は解熱して落ち着いています」

しまった。これははっきり、僕の失敗である。有機ゲルマニウムの高用量摂取により下痢が起こり得ることを、事前に伝えておくべきだった。

癌なので高用量で服用したいのはやまやまだが、食欲が減退するほどのひどい下痢となってはいけない。抗癌作用とのトレードオフになるが、服用量を減らすこともやむを得ない。そう、基本的には副作用のない有機ゲルマニウムだが、高用量摂取による下痢は、数少ない副作用のひとつだ。

ただ、発熱は吉兆である。癌末期で悪液質に陥った人は、発熱するだけのエネルギーさえない。発熱は生命力の現れで、癌に対しても抑制的に働くだろう。

◆◆◆◆◆◆ 末期癌と有機ゲルマニウム

【症例】77歳男性

【主訴】前立腺癌末期（stage D）

2021年1月末受診。患者本人は来院できず、代わりに娘さんが来て話をされた。

「3年前に前立腺癌と診断されました。手術、放射線、抗癌剤などできることはすべてやりましたが、治療の甲斐なく現在終末期です。骨転移があり全身の痛みもひどいです。

3年前に手術しましたが、膀胱のほうにある腫瘍をとりきれなかったとのことで放射線治療を受けました。さらに抗癌剤も2年間続けましたが、最終的に体力が持たず、去年の夏には抗癌剤をやめました。すると前立腺癌のマーカーのPSA値が急激に上がって医者からは「年内もたない」と言われていました。

入院して抗癌剤治療を受けていたのですが、今は在宅療養です。医者の予想に反し、年内は比較的元気に過ごせていたのですが、年が明けてここ1ヶ月で急激に弱ってきて。

採血では、ひどい貧血があって内臓関係のマーカーも悪化しています。ここ2、3週間は自宅のベッドで横になっています。貧血のせいで立ち上がると息が上がって、トイレにいったん座るとまた立ち上がるのもきつい有り様です。

往診の医者からは「輸血が必要」と言われています。「来週には返事して」と。

私としては迷っています。輸血となれば訪問診療では無理で、また入院になります。それとも、輸血を受けずに家でこのまま様子を見るか。貧血さえ改善すれば輸血の必要もなくなり家で過ごせます。この貧血を何とかする方法はないでしょうか？」

確かに、末期である。ご家族としても多くは求めていない。ただ、最後の日々を家で穏やかに過ごして欲しいという思いである。しかし、お薬手帳を見て、何とも悲しい気持ちになった。降圧薬、抗糖尿病薬、ステロイド、スタチン、鎮痛薬。末期でもこんなにたくさんの薬を飲まないといけないものか。

「糖尿病は抗癌剤の副作用で発症しました。そこにステロイドを使ったことで血糖値がさらに悪化して、それで糖尿病の薬を使うことになって。これでも薬はずいぶん減らしてもらったほうです」

こういうのは、医療の形をとった殺人だと思っている。医者の言うがまま医療のなすがままに流されると、こうなっていく。

そう、僕の仕事は、医療がもたらしたダメージを極力緩和することである。貧血の解消にはゲルマニウムを勧めたい。息切れは酸素不足が原因だが、ゲルマニウムは服用後すぐに組織中で酸素を発生させる（『本多藤嶋効果』）。さらに中長期的には、赤血球の代謝を促進することで末梢の酸欠を解消する。癌性疼痛を抑える助けにもなるだろう。その他、抗癌作用のあるサプリを数種類勧めた。

＜2021年2月19日再診＞

やはり、娘さんのみ来院。

「父は先日亡くなりました。誤嚥性肺炎です。

その日、朝は普通でした。昼頃咳き込んでる様子を見て、危ないと思って在宅医療の先生を呼びました。そしたら先生が来られるまでに、自分で咳して嘔吐して、それで普通に戻ったんですね。それから先生が来ました。

簡易の血液検査をしたり聴診器で呼吸音を確認して「特に問題ない」と。それで先生が帰りました。でもその後に水を飲んで、それでまた咳き込んで。先生をもう一回呼んだけど、今度は2時間半くらい来なくて、その間に亡くなりました」

僕は黙って娘さんの話を聞いていた。こういう話は初めてである。患者の代理で来た家族が「その当の患者が亡くなった」と言いに来ている。ただ、話の口ぶりから、「父を救ってくれなかったな！」と僕に対して怒っているわけではないことは分かる。ただ娘さんは、起こったことを淡々と説明している。

「亡くなったことは残念でしたが、最後にやった簡易採血の結果を見て、私、驚きました。ヘモグロビンが8・3に上がっていたんです。以前は6くらいしかなかったのが、8になってて。そのことを在宅の先生に指摘すると、「こんなことはあり得ない」って言ってました。「何かのミスだろう」って。私は絶対ゲルマニウムの効果だと思うんです。

ゲルマニウムを飲んだのは、たった数日のことです。でもその数日で、父の症状が全体的に落ち着きました。〝息苦しさがだいぶ楽になってきた〟って父もはっきり言っていました。トイレに行くぐらいは当たり前にできるようになったし、喋っていて息切れするなんてことがなくなりました。弟や家族ともＬＩＮＥをするぐらい元気になりました。光を見た思いでした。〝このまま元気になっていくかもしれない〟とすら思いました。

ヘモグロビンが８に上がっていることを父に伝えました。〝これだと輸血しなくても済みそうだよ〟って。そう、亡くなる直前まで、父と普通に会話できてたんです。

癌で死んだって感じじゃないんです。安らかに亡くなりました。

私、今日は先生にお礼を言いにここに来たんです。ゲルマニウムのおかげで、父との最期の時間を穏やかに過ごすことができました」

そうですか。それはよかった。いや、よかったと言っていいのかな。しかし最期をその人らしく過ごす助けになれたとすれば、よかった。

ちょうどこの日、浅井ゲルマニウム研究所の中村宜司さんが当院に来られた。それで右記の患者のことを伝えた。

中村宜司さん「ヘモグロビンが数日の短期間で6から8に増えた。それが一般的な経過であるかどうかは分かりません。ただ、酸欠による呼吸困難感を解消する作用は確かにあります。

それと、癌などで終末期の人がゲルマニウムを服用し、その目覚ましい効果を目の当たりにすることで、患者のご家族がゲルマニウムのファンになることはよくあります。患者がどれほどつらいか、家族は間近にそれを見ているものだし、ゲルマニウムの劇的な力も、同時に見ているものだからです。この患者さんも、もっと早く先生のところに行っておられたら、違う結果になっていたかもしれません。ただ、人間は〝いかに生きるか〟だけではありません。人生の終わりをどう迎えるか、というのも大切です。亡くなる本人にとってもですが、それ以上に、最期を看取る家族にとって」

第4章

難病と有機ゲルマニウム

精神疾患／脳障害／発達障害／知的障害／リウマチ

◆◆◆◆◆◆精神疾患と有機ゲルマニウム

栄養療法の実践者は、ビタミンやミネラルについてひと通り精通しているものだけど、自分の臨床経験を通じて特に思い入れの深いビタミンがあるものだ。

たとえばライナス・ポーリングはビタミンCの素晴らしさを実感していたし、エイブラハム・ホッファーはナイアシンに強い愛着を持っていた。

自分がその有効性を科学的に実証し、多くの患者の命を救い、彼ら自身その栄養素の効果を実感していたのだから、それだけの思い入れを抱くのも当然だろう。

最近、Sandra Goodman博士の『Germanium: The Health and Life Enhancer』という本を読んだ。

この著者の「推し」はゲルマニウムだ。著者はゲルマニウムが様々な疾患に効くことを知り、その有効性に魅了された。本の中でその効果を絶賛している。

右記の本から、ゲルマニウムと精神疾患についての記述を、一部引用しよう（日本語への翻訳は著者によるもの）。

精神疾患は、単一の原因により引き起こされる単独の病態というわけではない。遺伝、生化学、栄養、心理など、様々な原因に由来する体全体の不調、それが精神症状として現れたのが精神疾患である。

だから、この病態に対するアプローチは、全身のバランスを回復させることを意図して、多方面から取り組んでいく必要がある。すべての精神疾患に対して、劇的に改善する奥義や裏技があるわけではないのだ。

最近数十年の研究によると、様々な精神障害（たとえばうつ病や統合失調症など）において、生化学と栄養が関与していることが明らかになっている。

たとえば、体内の過剰な銅（原因は銅の水道管、銅の調理器具、経口避妊薬、ビタミンC・B3不足など）は幻覚や妄想の原因となる。

また、多くのうつ病や統合失調症の患者は、亜鉛やビタミンB6が欠乏しており、ひどい頭痛、神経疲労、光や音への過敏といった多くの症状がある。

自閉症の子供に亜鉛やビタミンB6を投与すると非常に改善し、ついでにニキビ、発疹、ヘルペスまで一緒に治ってしまったなんて話もある。

ある種の統合失調症のタイプとして、脳アレルギーを原因とするものは、メチオニン、カルシウム、亜鉛、マンガン、ビタミンB6、ビタミンCで改善する。

気分障害は、一般的な食物（小麦など）に対するアレルギーや、血糖値のアンバランスに対するアレルギーによって引き起こされることがある。こうしたアレルギーは栄養面の改善によって緩和することができる。

多くの破壊行動や衝動的な粗暴行為は、その背景に栄養的・生化学的な側面がある可能性がある。

有機ゲルマニウムは、慢性的な精神病、うつ病、てんかんなどの治療に成果を上げており、浅井ゲルマニウム研究所によると以下のような改善例がある。

①統合失調症の診断を受けた15歳女児。自閉症の傾向が出現し、あらゆるものに対して不信を感じ始め、学校にも行かなくなった。有機ゲルマニウムの摂取を開始して1ヶ月後、月経痛が消失し、表情が明るくなり、性格も快活になった。1年後には、再び学校に通えるようになった。

②虫垂切除術後にうつ病を発症した27歳女性。目はうつろで、急に涙を流すこともあった。有機ゲルマニウムを1日80㎎摂取し始めてから2日以内に、どんよりした目つきが消え機敏な目が戻った。2日後には表情が普通に戻り、言葉がほとんど普通に話せるようになった。10日後には大学の入試試験を受けた。25日後、治療を中止。その後7年経過するも、症状の再発はない。

③二度目のうつ病にかかった38歳男性。目はうつろで、話すことさえできなかった。トフラニール（抗うつ薬）を服用していた。有機ゲルマニウム100㎎を

1日2回摂取し始めて1週間後、目が明るくなった。しかし、「まだいまいち気力がわかなくて」とこぼした。トフラニールの用量を半減した。2週間後、彼の表情はほぼ正常に戻り、1ヶ月後には職場復帰を果たした。その後ほぼ1年、有機ゲルマニウムの摂取を続けた。3年間症状の再発は見られていない。

④58歳女性。半年おきに消長を繰り返すうつ病をわずらっていた。最初の3ヶ月ほど一定のうつ状態が続き、それから徐々に増悪し、ついには自殺未遂を起こすほどに症状が悪化する。有機ゲルマニウム10㎎を1日2回摂り始めてから2、3日すると、持病の不眠症が消えた。やがて、うつ病の症状もほぼ消失した。その後3年間、有機ゲルマニウムの摂取を続けた。それから8年が経過したが、症状の再発はない。

⑤30年来のうつ病の既往のある69歳女性。病状は冬になると悪化する季節性のものだった。有機ゲルマニウム70㎎を1日2回摂り始めた。3年服用を続けた。

うつ病の症状がまったくないため、有機ゲルマニウムの摂取を中止した。白内障の手術を受けた後、またうつ病の症状がぶり返した。およそ5ヶ月後、有機ゲルマニウムの摂取を再開した。症状はすぐに改善した。寝ている途中で覚醒することもなくなり、よく眠れるようになった。今も体調良好である。

有機ゲルマニウムが、なぜこんなにも効くのか。その生理学的・生化学的メカニズムは十分には分かっていない。

しかし、有機ゲルマニウムの特性を調べることで、なぜ精神疾患に効くのか、その理由を推測することは可能である。

①第一に（そしてこれが最も大きな理由だが）、有機ゲルマニウムによる酸素充足作用である。生命にとって酸素が必要なのはもちろんだが、脳細胞にとって特に不可欠である。脳はたった3分間酸素供給が途絶えるだけで死滅する。だから、有機ゲルマニウムが精神疾患の治療に大きな成果を上げている最大の理由は、

有機ゲルマニウムによる脳への酸素供給の増加によるものだろう。

②また、有機ゲルマニウムは強力な抗酸化物質でもある。このおかげで、有害なフリーラジカルが無毒化され、結果、脂質膜の過酸化によるダメージを防ぎ、血液の性状を健康に保つことができる。つまり、毒物の除去に加えて、こうした血液の浄化作用によって、多くのいわゆる「メンタル」面の不調が改善すると考えられる。

③さらに、有機ゲルマニウムには重金属（水銀、カドミウムなど）を捕捉、排出する働きがある。こうした重金属には神経系への毒性が知られているが、有機ゲルマニウムはこれらの重金属の排出を促すことで、精神疾患を改善させているものと考えられる。

④有機ゲルマニウムによるもう一つの大きな効果として、免疫賦活作用がある。

免疫系は、各臓器やホルモンが複雑に絡み合って成立している。有機ゲルマニウムは体の自然免疫を刺激し、そのことで免疫機能の向上（インターフェロン、NK細胞、マクロファージ、サプレッサーT細胞などは全身の生化学的・神経化学的物質に大きな影響を与える）が起こる。

有機ゲルマニウムによる治療効果は根本的な生命力を高めることにあるため、精神症状を来す自己免疫疾患（たとえば全身性エリテマトーデス、あるいはAIDSも）の治療にも有効である。ホルモン状態および免疫機能の改善は、患者の精神状態に確かにプラスの影響を与えるだろう。

有機ゲルマニウムの代謝、生化学、そして体への必須性については、今後もっと研究されなくてはならないだろう。有機ゲルマニウム自身の栄養特性やその他の栄養素との組み合わせについて、精神疾患にどのように影響するのかの研究が進めば、有機ゲルマニウムの治療効果がもっと明らかになるはずだ。

漢方薬がなぜ体にいいのか？

有機ゲルマニウムの合成に世界で初めて成功した浅井一彦先生によると、この問いに対する答えは、「ゲルマニウムを含んでいるから」だ。朝鮮人参、クコの実、サルノコシカケなどにゲルマニウムの含有量が多かったという。

一般のオーソモレキュラー栄養療法が、有機ゲルマニウムを治療に積極的に取り入れていないのが不思議だ。

個人的には、方法論にとらわれる必要なんてなくて、とにかく「患者をさっさと治したもん勝ち」だと思っている。

だから、このゲルマニウムのように有効性が明らかになっているものに関して、僕はすぐに治療に取り入れる。

方法論に対する義理堅さなんて何の自慢にもならなくて、患者の利益こそがプライオリティなんだから、こういう「節操のなさ」は大事だと思うんだよね。

有機ゲルマニウムと脳障害

ある薬剤の効果を評価するときには、ダブルブラインドの無作為化比較試験（ＲＣＴ）をやって、有意差が出せれば一番いい。

エビデンスレベルが高いことが何よりの強みで、薬剤を売り出す際にも、大きなセールスポイントになるだろう。

しかし、この試験の欠点は、手間（金、時間など）がかかることだ。製薬会社がバックにいれば、豊富な資金力によってそうした問題はクリアできるだろう。しかし、たとえばサプリを売り込みたい中小企業にとって、わざわざＲＣＴを行うのはかなり大変なことだ。

in vitro（試験管内）での研究や動物相手の研究は比較的簡単にできても、人間相手の研究は何かと倫理的な配慮が必要だし、制約も多い。そういう面もあって、実は有機ゲルマニウムを使ったＲＣＴはそれほど多くは行われていない。

癌、膠原病、関節痛、高血圧、うつ病など、有機ゲルマニウムの有効性が示唆されている疾病や症状は、多くが症例報告に基づくものだ。

症例報告というのは、無意味では決してないけど、エビデンスレベルとしては一段格下に見られちゃうんだな。しかし、有機ゲルマニウムで癌のＲＣＴをやろうと思ったら、大変なことだ。まず、患者を集め、同意をとらないといけない。

「有機ゲルマニウムは癌に有効だと言われています。参加者の半数に有機ゲルマニウムを、もう半数にはプラセボ（ニセモノの薬）を投与して、有効性を確認させてください」

皆さんが癌患者だったとして、こんな誘いに乗りますか？

「私がそれに参加したとして、自分がちゃんと有機ゲルマニウムを飲ませてもらえるのか、プラセボを飲まされるのか、わからないってことですよね？

私、癌なんですよ。癌が日に日に大きくなったり転移したり、徐々に死に近づいていく病気です。本物を飲んでいたならまだしも、ニセモノを飲んで悪化して手遅れになりましたとなれば、その責任はどう取ってくれるんですか？」

こんなふうに言われたら、患者に強く参加を強いることなんてできない。患者は実験動物じゃない。尊厳を持った人間だ。だからこそ、ＲＣＴを行うことには、困難が伴う。

それでも、有機ゲルマニウムに関して、こんな研究報告がある。

〈研究の背景〉

横浜市立大学名誉教授の梅沢実先生は「のうけん療育会」を主催し、そこの会員（脳障害児）に、ドーマン訓練法による治療を行っていた。これはパターニング、マスキング、でんぐり返りなどを主体とし、そこに視覚、聴覚、触覚などの知覚面での刺激訓練から構成されている。

たまたまアサイゲルマニウムＧｅ－１３２の存在を知り、ある小児に投与したところ、難治性の脳障害が劇的に回復したのを見て、先生は感服した。

「ドーマン訓練法は末梢的後遺症状にのみ捕らわれていて、障害の根源である脳にはほとんど目を向けていない。そのせいでほとんど効果のない障害児も多い。しかし、Ｇｅ－１３２はその生理的な作用により、脳細胞に直接作用しているようだ。これは多くの患者の希望になるに違いない」

梅沢先生はそう確信し、ＲＣＴの実施を思い立った。しかし、同意をとるのは困難だった。「のうけん療育会」の会員は、もともとドーマン訓練法に回復への希望を持って入会してきた子供たちなので、Ｇｅ－１３２の有効性を確認するために、一時的にドーマン訓練法を中止してもらうわけにはいかなかった。

半数に実薬を、半数にプラセボを、ということは、さらにできなかった。ドーマン訓練法、Ｇｅ－１３２投与を併用せざるを得ず、しかも患児の両親の承諾を得なければならなかった。

こんな具合に、臨床で厳密なＲＣＴを行うことはとても難しいことだ。

〈研究対象〉

のうけん療育会会員1歳から10歳までの脳障害児95人

〈研究方法〉

脳障害児とひとくちにいっても、その障害の程度および部位によって、その呈する症状は様々であり、しかもその症状がまったく同じ患者は一人としていない。

そこで、症状を以下の４群に大別した。①中枢性運動機能障害（Ｃｐ）、②てんかん症候群（Ｅｐ）、③精神遅滞群（ＭＲ）、④自閉症群（Ａｕｔ）

〈Ｇｅ－１３２の投与方法〉

顆粒およびカプセルの内服。投与量は児の年齢、体重、症状によって一様ではないが、おおよそ体重１kgあたり20から30mgを１日３回に分けて、食前または食間に服用。

＜評価方法＞

一般状態への影響として、食欲、睡眠、便通、寝起きを、精神機能への影響として、意欲（積極性、自己主張）、集中力、記憶力および表情を取り上げた。

その影響の有無の判定は、両親の観察・判断に基づいて行った。大いに改善（＋＋３〜４点）、改善（＋１〜２点）、変化なし（±）、悪化（－）とした。

また、ドーマン・デラカトの成長プロフィールにより、「頭脳年齢／暦年齢＝成長率」を評価した。この値が１以上ならば普通児あるいは優良児であり、１以下の場合は脳障害児あるいは脳神経発育不良児である。

＜結果＞

研究対象95例中、Ｇｅ－１３２投与および訓練期間が12ヶ月未満のものを除いた67症例（その内訳は、Ｃｐ群28例、Ｅｐ群11例、ＭＲ群14例、Ａｕｔ群14例）を評価した。Ｇｅ－１３２投与によって、２～３の症例を除いたすべての例において、一般状態および精神機能面での向上が認められた。特にＭＲおよびＡｕｔ群でこの傾向が著しかった。

＜考察＞

まず、Ｇｅ－１３２の投与により、患児らの健康増進効果が示された。ほとんどの症例において、食欲、睡眠、便通および寝起きで改善が認められた。

その査証として、ほとんどの児がＧｅ－１３２服用以後風邪をひかなくなったり、ひいたとしても発熱が低く、罹患期間が短く、かつ元気であるといった点など、母親が等しく認めている。

次に、記憶力の増強、表情の豊かさ、意欲、集中力の増強といった精神機能面での向上が認められた。なかでも意欲の高揚は感覚、運動といった脳神経機能面の発達に大きな影響を与える。

具体的な症例を供覧しよう。

第1例

M・Tくん（男児）。診断はCp、推定原因は1400gの未熟児。ドーマン訓練法を施行すると同時にGe－132を1年間、総量324gを服用した。初診時（暦齢86ヶ月）の成長率は60％で終診時（98ヶ月）のそれは85％。Ge－132服用後は精神機能の発達がめざましく、集中力が高まり、算数の勉強やピアノの練習などそれぞれ1時間くらい続けてやるようになった。

たまたま一時Ge－132の服用を中止したところ、その途端に算数やピアノを怠けるようになった。あわてて服用を再開すると、また熱心に取り組むようになった。

第2例

T・Kくん（男児）。診断はMR、推定原因は不明。Ge－132服用量は2年間で

525g。初診時の暦齢は93ヶ月、成長率値81％、終診時の暦齢は117ヶ月、成長率は87％。母親によると、Ge－132服用により表情、気力が全く変わったという。

第3例

A・Mちゃん(女児)。診断はMR、推定原因は仮死。初診時(67ヶ月)の成長率値は53％、終診時（103ヶ月）の成長率値は92％。Ge－132服用量は306gである。服用後の精神面の進歩発達は顕著で、何でも一人でやるようになった。しかし服用を中止すると、体の調子が悪く気力も衰えるが、再び服用すると途端に回復した。

第4例

S・Tくん（男児)。診断はCp（アテトーゼ)、推定原因は母児血液型不適合。Ge－132服用量は2年間で72g。服用後、風邪をひきにくくなり、熟睡するようになった。また、睡眠時間が短くても済むようになった。

便秘がなくなり、食欲が極めて良好となった。アテトーゼが軽減し、手の機能が改善した。しかし、服用を忘れるとアテトーゼが増強した。なおアテトーゼの軽減はこれまで一度も見られなかったことである。

書字が正確になり、漢字などの細かい字も書けるようになった。長年ドーマン訓練法をやってきてもこうした変化は見られなかったことである。

また、食事もほとんど自分一人でできるようになった。足の運びも大幅に改善した。言語、構音がよくなり、発音が聞き取りやすくなった。かなり長い文章を話せるようになり、学校でも進んで発言するようになった。

理解力、記憶力がよくなり、記憶力のよさは周囲も驚くほどである。学校での成績は体育を除いて優秀で、クラス委員に選ばれるようにさえなった。

以上、素晴らしい報告だと思う。

一応、世の中的にはエビデンスレベルとして、「ＲＣＴ＞症例報告」ということになっている。

しかし、大手製薬会社の降圧薬の有効性が不正に改ざんされていたことがニュースになったように、ＲＣＴで有効と認められたからといって、それが間違いないかといったら、全然そんなことない。むしろ、ｎ数は少なくても、上記のような報告の方がはるかに信頼できるんじゃないかな。

上記報告は、母親が観察した子供の変化に基づいている。こんなのは正式な論文としては、ほとんど相手にされない可能性がある。「客観性として、まったく科学の体をなしていない」と。しかし、母親ほど子供の変化に敏感な存在はいないというのも、また事実だろう。

自閉症、知的障害などは、一般には回復困難とされている。しかし上記の報告は、有機ゲルマニウムの服用によって、劇的に回復したことを示している。

患者を子供に持つ親御さんにとって、回復への希望がないよりもあるほうが絶対にいい。

一般の製薬会社の薬と違って別段の副作用もないのだから、有機ゲルマニウムを試してみないのは損だと思う。

ちなみに、特に脳障害のない普通児が飲んでも知的発育に好ましい効果がある。

・ぜんそくにいいからということで有機ゲルマニウムを飲み始めた14歳男子。思いがけず、急に数学の成績がよくなった。あまりにも急激によくなったせいで、教師からカンニングを疑われた。

・健康にいいらしいということで有機ゲルマニウムを飲み始めた中年男性。囲碁が趣味だったが、手が深く読めるようになった。まったく期待していない効果だった。

こういう例が浅井一彦著『ゲルマニウムと私』に出てくる。

生徒に有機ゲルマニウムの服用を勧め、多くの生徒を大学合格に導いた井藤正勝さんという河合塾の講師もいる。成績が伸び悩んでいる受験生が飲んでも、おまじない以上の効果が期待できるはずだ。

知能と有機ゲルマニウム

40代女性。3歳の娘を連れて来院した。

知的障害というわけでもないと思うんですけど、言葉が遅いです。もう4歳になろうかというのに、まだ自分の名前が言えません。偏食で、食べる量も少ないと思います。お菓子はよく食べるんですけど。

小児科の先生に尿路奇形があると指摘されました。そのせいで尿路感染症にかかりやすいようで、毎日バクタ（抗菌剤）を飲んでいます。主治医には「もう少し大きくなったら手術しましょう」と言われています。

何かと病気がちで、一回風邪をひいたらずいぶん長引きます。夜は寝つきが悪くてなかなか寝てくれないし、寝起きも悪いです。

ここのクリニックは、普通の病院と違ってサプリとかで治してくれるんですよね？

この子に何かお勧めのサプリはありますか？

あと、私も最近何かと調子が悪くて。疲れやすくて、気分の波が激しいです。仕事は何とかできてますけど、一日が終わるとヘトヘトになります。疲れ切ってるのになかなか寝つけないので、お酒で寝ています。食欲も落ちてます。私にも何かお勧めのサプリを教えてください。


ふむー、なかなか手強そうなお母さんだ。


「サプリね、もちろんお勧めできますけど、まず何よりも、食事が基本ですからね」と食事指導から始める。

さて、その上でさらにサプリを、ということになれば、何を勧めるか。採血して栄養状態を把握することが大きなヒントになるけど、お母さんの採血はともかく、三つ四つの子供の採血は気がひける。小児の採血は難しくて、大泣きすることは見えている。この世に一人、また新たな白衣高血圧患者を作るのもなぁ。採血は別にマストじゃない。問診だけでおおよその〝当たり〟はつけられるものだ。

・風邪や尿路感染症など、免疫系が弱そうなので、とりあえずビタミンＣは最優先で使いたい。

・バクタを使っているということは、腸内細菌は大きなダメージを受けていて、ビタミン産生菌など有用な菌種も大幅に減少しているはず。特にバクタは葉酸の代謝プロセスを阻害することで抗菌性を発揮する。特に葉酸を補う、という形でもいいが、お菓子の多食もあいまってＢ群全体が不足しているはずだから、天然由来のビタミンＢ群のサプリを使おう。

・「子供の健全な成長には脂溶性ビタミン」というのがウェストン・プライス博士の教

えだ。特にプライス流は「ビタミンＫ推し」だ。抗生剤で腸内細菌がダメになっているから自前のＫ産生が落ちているだろうし、偏食で納豆なんて食べない子だから、Ｋを補うのはプラスになるだろう。

・「脂溶性ビタミンは協調して働く」という原則もある。Ｋと一緒に使うなら、断然Ｄがいい。知的成長にも有益だろう。さらにいうと、脂溶性ビタミンは粉末錠剤よりは液体かジェルカプセルの方が吸収がいいから、この点も配慮する。

・最後に、忘れちゃいけないのが、有機ゲルマニウム。以前紹介したように、有機ゲルマニウムが脳神経系の障害（運動障害、てんかん、知的障害など）に効果があることにはエビデンスがあるし、僕も自分の患者でこの効果を確認している。ＡＤＨＤ傾向のある小学生男児に有機ゲルマニウムやタラの肝油などの知的成長を促進する栄養素を使ったところ、授業中の問題行動がなくなり成績が伸びた。さらにいうと、この男児は顔つきまで男前になった。口呼吸でポカンとした表情がなくなって、鼻呼吸になって口元が引き締まったし、目力というのか、目元に知性が漂うようになった。

さて、お母さんには何を勧めようか。

・疲労の極みにありながら、眠れない。ストレスによる交感神経の過剰興奮だ。CBDオイルでゆっくり休めるようになるだろう。

・仕事がずっとインドアで日光に当たらないということは、血中ビタミンD濃度も低いはずだから、DとKもお勧め。

・交感神経優位に起因する代謝低下があるから、赤血球の「破壊と創造」もうまくいっていないはず。疲労感はここが原因だと踏んで、有機ゲルマニウムも勧めよう。子供さんにお出しするのを、お母さんも一緒に摂るといい。食間に、耳かき一杯程度のごく少量でいいからね。

・寝るために酒を飲み始めたとなると、かなり危うい。アルコールの代謝プロセスで消耗するビタミンB1を、ベンフォチアミンで補おう。

さて、1ヶ月後。来院したお母さん、声に喜びがにじみ出ている。

娘が急にしゃべるようになりました。言葉が一気に増えた印象です。もちろん、自分の名前も言えるようになりました。食べる量が増えたし、寝つきもよくなりました。

前回来院したとき以後、バクタをあまり使わないようにしています。それなのに調子がいいです。いつも風邪をしょっちゅうひいてるのに、この1ヶ月はひいていません。

私の調子もいいです。よく寝れるようになったし、疲れやすさも前ほどではありません。でも、何より一番驚いたのは、お酒をそんなに飲みたいと思わなくなったこと。お酒は好きなほうだから、会社の飲み会では同僚にも驚かれるぐらい飲みます。そんな私なんですけど、最初の乾杯でビールを1杯飲めば「もういいかな」って思うんです。飲もうと思えば飲める。でも、もういいかなって。

不思議です。成人してお酒を飲み始めて以後、こんな感覚になったことはありません。飲むとなったら、飲み疲れるまで飲む、というのが私のスタイルですから。私、どうしちゃったんだろう、って心配になったくらいです（笑）。

やはり、と確信を深めた。子供の知的発達には有機ゲルマニウムがてきめんに効く。お母さんの言葉「バクタを使ってないのに、調子がいい」は論理的に誤りで、正しくは「バクタを使ってないから、調子がいい」である。尿路感染症予防という大義のために、腸内細菌にも大打撃を与える抗生剤は、長く飲み続ける薬じゃない。抗生剤の使用頻度を減らし、それに伴って腸内細菌叢が回復したことで、腸で自前のビタミン産生ができるようになったのだろう。

お母さんに見られた飲酒欲求の消失は、CBDオイルによる衝動性の抑制効果によるところが大きいか。おおむね想定内の回復ではあるけど、こんなふうに実地に喜びの声を聞くと、やっぱりうれしいな。

◆◆◆◆◆◆有機ゲルマニウムと発達障害

私、この子のチックは一生治らないって思っていました。

杉山登志郎先生という発達障害専門の有名な先生がいて、その先生の本にも〝チックは放置しておいたほうがいい。何をやっても治らないから無理に治そうとしないこと〟って書いてありました。

それに、兵庫こころの医療センターの主治医からも〝チックは無理だよ。僕の子供もチックだけど、難しいよ〃って。親身に話を聞いてくれる先生が、ご自身の子供のチックも難しいって言っているぐらいだから、もう一生治らないんだろうなって思っていました。

それが、先生、私今でも本当に信じられないんです。こんなによくなるなんて。まだ完全に治ったわけではありません。症状は家ではほとんど出ませんが、外出時にはときどき奇声が出ます。それでも、以前と比べれば声の大きさも頻度もずいぶんマシになりました。同時に多動も減りました。突然走り出したり、ということがまったくなくなりました。

もう、本当に信じられないんです。

ゲルマニウムを飲み始めて1ヶ月ですよ。たった1ヶ月で、こんなに、こんなに見違えるようによくなるなんて、思ってもいませんでした。

私も今ならよくわかります。ゲルマニウムは、確かに奇跡を起こすんだなって。ゲルマニウムのおかげでこの子の人生が救われたと言っても言い過ぎではないと思います。

ただひとつ、後悔があるとすれば、先生とお会いするタイミングです。もっと早く、たとえば10年前に先生とお会いできていればと思います。そうすればこの子は普通学級で普通の子として成長したのかな、とも。

そう、一般の医学ではチックは治らないとされている。

しかし、ここでも「有機ゲルマニウムは奇跡を起こす」。右記のように、チックの症状が大幅に軽減する。

この事実は小児科の専門医も知らないし、ひょっとしたら浅井ゲルマニウム研究所の中村宜司さんも知らないかもしれない。

というか、実は僕も知らなかった。患者がこんなに回復して驚いたのは、他ならぬ僕自身なんだ。自閉症、知的障害、ADHD、てんかんに効果があることは知っていた。でも、チックにこれほど著効しようとは思わなかった。ひょっとしたら吃音など、不随意症状全般に効くかもしれないな。

あと、10年前に出会えなくてごめんなさい。これぱっかりは巡り合わせなので。この患者の初診からの経過について、以下に供覧しよう（患者のプライバシー保護のため、詳細は変えてあります）。

患者は15歳男性。

すでに幼少期からＡＤＨＤ、トゥレット症候群、チック症（本人の意思に関係なく場違いな奇声が出てしまう）などの発達障害の諸症状を示し、その旨の診断を受けていた。

初診時、お母さんが症状をこのように説明する。

◇◇◇◇◇◇◇◇◇◇◇◇◇◇◇◇◇◇◇◇◇◇◇

腕を振るチックや奇声が出て困っています。インチュニブを飲むと少しよくなりますが、その代わり寝つきがすごく悪くなります。夜の2時とか3時まで起きていて、私の生活にも影響するので、薬はやめました。漢方薬の大柴胡湯がいいということで飲んでいますが、どうでしょう。少しイライラに効いたのかな。微

◇◇◇◇◇◇◇◇◇◇◇◇◇◇◇◇◇◇◇◇◇◇◇

妙ですね。あまり効いていない気がします。
食事は偏食です。野菜はほとんど食べません。ラーメン、うどん、パン、クラッカーなど、小麦製品はよく食べます。甘い炭酸ジュースもよく飲みます。

食事指導（甘いものと小麦を控える）とサプリ（ビタミンB群、マルチミネラル、有機ゲルマニウム）を勧めた。

2週間後来院時のこと。

多動とチックが少しよくなっています。一番効果が出ているのは睡眠です。今は夜12時に、早いときはもっと早く眠れています。前は1時2時に寝ていて、しかも夜中に目が覚めて私を起こしに来てたのが、今はそういうことがなくなって、よく熟睡しています。おかげで私もよく眠れるようになって、助かっています。

食事も気を遣っています。まだ麺やパンも食べていますが、以前よりも小麦に対する欲求が減っているようです。ジュースを欲しがることも少なくなっています。

代わりに、食事量が増えました。野菜は相変わらず嫌いで、ご飯と肉をよく食べています。やっとこの年齢の男の子らしい食事量になってきたなって思います。

この1週間、聞き分けがよくなって、私もずいぶん楽になりました。以前は何度同じことを言ってもわかってくれなかったんですが、そういうことが減ってきました。

たった2週間でこんなによくなるなんて、これまでの経過ではあり得ないことです。もう少し様子を見たいです。


お母さん、本人とも、大幅な改善を自覚したようだ。

さらに2週間後の受診時。

すごくよくなっています。物事に意欲的になって、集中力もついてきました。以前のようにフラフラ歩き回ることが減っています。４月から作業所で働くことも決まりました。

あるとき、ずっと我慢していたシュークリームを食べたんですね。そうすると、足のこのあたりにひどい湿疹が出て、多動やチックの症状が目に見えて悪化しました。以前はこんな変化を感じられないくらい、ずっと悪かったんです。

この一件で、この子も心底わかったみたいです。〝甘いものを食べたら、調子が悪くなるんだ〟と。ちゃんと因果関係がわかれば、誘惑に負けません。その後は本当に甘いものを食べなくなりました。

あと、春先から決まって花粉症が出て、抗アレルギー薬を手放せなかったのが、今年は今のところまだ必要ありません。食事の改善の効果か、ゲルマニウムのおかげか、とにかくすべてうまい方向に行っています。

しばらく小麦断ちや甘いもの断ちをして、久しぶりに食べてみると、体調の露骨な悪化を感じる人は多い。

人間は何にでも適応できるものだ。毒物にさえも適応するので、毎日ドカ食いしているシュークリームが、まさか毒物だとは思いもしない。

しかし一回体がすっかりきれいになって、その後でシュークリームを食べてみると、体はその〝毒〟を、内側に封じ込めるのではなく外に出そうとする。結果、皮膚症状として出現することになる。すぐに皮膚症状として出たことは、むしろ患者のデトックス能力の高まりを示すものだ。食事の改善と有機ゲルマニウムの合わせ技は、相当多くの症状に有効だろう。

◆◆◆◆◆◆

有機ゲルマニウムと知的障害

最近また、有機ゲルマニウムが著効した症例を経験したので、ここに供覧する（改めて断るまでもなく、症例はプライバシー保護のために本質を損なわない範囲で詳細を変えてある）。

【症例】 12歳男児
【主訴】 知的障害、てんかん、視神経萎縮
【内服】 デパケンシロップ5％ 6 ml分3、ランドセン細粒0・1％ 0・3 mg分2
【現病歴】
4ヶ月健診で定頸の遅れを指摘されたことをきっかけに、通院が始まった。その後、

精神運動発達遅滞が明らかとなった。独歩5歳2ヶ月、6歳時には有意語なし。生後6ヶ月時に焦点性てんかんを発症。カルバマゼピンによる内服治療を開始。一時的に発作は消失したが、その後再び発作があり、生後8ヶ月時にバルプロ酸に変更、2歳8ヶ月時にクロバザム追加。2歳9ヶ月以降、てんかんは見られていない。

2020年11月、当院初診。母に連れられてバギーに乗って来室。

【母の証言】

不安感が強く、学校でも椅子に座っていられず、授業に取り組めません。食事は介助が必要で、おまけに超偏食です。水分摂取は牛乳しか飲みません。睡眠は寝つきが悪いし眠りも浅いです。おむつも手放せません。来年は中学に進学するので、少しでも症状がよくなればと思います。

お母さんも多くを求めているわけではない。介助負担が大きいこともあって、〝少しでも症状がよくなれば〟との希望である。

知的障害に対しては、ぜひともゲルマニウムを使いたい。しっかり効かせるためには、20〜30㎎／㎏（横浜市立大学 梅沢実教授の研究による）ぐらいは使いたいところだが、お値段との兼ね合いもあるだろうから、とりあえず1日300㎎使うことを勧めた。

また、てんかんに対しては、何といってもCBDオイルである。どの一般処方薬を使っても効かず、外科手術するしかないと言われていた難治性てんかんの幼児が、CBDオイルをわずか数滴服用するだけで劇的に改善したといった話をしばしば耳にする。現在抗てんかん薬を服用中とのことだが、CBDオイルで代替できればそれに越したことはない。まずは薬と併用でもいいから、CBDオイルを少量から始めるといい。

実は、てんかんはオーソモレキュラー療法の得意分野である。ビタミンB6、ビタミンE、マグネシウムなどの栄養素にてんかんを抑える作用があることにはエビデンスがある。さらに、ケトンダイエットもてんかんに著効する。あまり厳しい糖質制限をすることもないが、せめて、精製した白砂糖や小麦は避けたい。

飲ませてあげたいサプリを挙げればきりがないが、あまり種類が増えてもあれなので、ゲルマニウムとCBDオイル（10％）の服用を指示し、経過を見ることにした。

2020年12月、再診。

寝つきがよくなって、途中覚醒もなくなりました。あと、毎年この時期は必ず風邪をひくのですが、ひいていません。いや、正確には一度ひいたのですが、すぐに治りました。あと、傷とかケガの治りが早いです。最近抜歯したんですが、回復力、傷の治りが明らかに違います。その日のうちに出血が止まっていましたから。

精神面については、安定してきました。気持ちの切り替えが上手になった感じです。これまでは自分のやりたいことを止められると大声出して怒っていましたが、そういうのがなくなりました。「まぁいいや」って思えるようになったようです。偏食がちょっとマシになっています。牛乳ではなく、お茶で満足できるようになりました。

この前先生がマグネシウムがいいって言ってたので、マグネシウムを自分の判断で追加しました。それでますますよくなりました。笑顔が増えて、とても幸せに過ごせています。

この1ヶ月、この子の変化を奇跡を見るような思いで見ていました。ゲルマニウム、本当にすごいなと思って、私も飲み始めたんですね。仕事で文書の作成なんかをしているとだんだん疲れて頭がぼんやりしてくるところ、ゲルマニウムを飲むと、はっきり頭がクリアになるのを感じました。酸素が行き届いてる、って感じです。あと、終わったかと思っていた生理が再開しました。2ヶ月前に閉経したと思っていたんですが。

CBDオイルも試してみたんですね。日中に2滴飲んでも何も感じなくて、夜に4滴飲むとすぐに寝ました。でも浅い眠りで、1時間後には起きてしまいました。何だかそわそわするような感じになって、手足が冷たく、頻脈になりました。子供にはすごくよく効いていますが、交感神経優位の私には合わないのかもしれません。

終わったと思っていた生理の再開という話もよく聞く。これは卵巣や子宮への血流量（酸素供給量）が増えることによる。ゲルマニウムを飲めば、単純に、若返ります。CBDオイルは、確かに、合う／合わないがある。本来自律神経のバランサーとして機能するはずだけど、人によっては作用が好ましくない方向に出てしまう。３％とか、まずは薄い濃度からでもいいと思うよ。

２０２１年４月５日再診。バギーではなく、徒歩にて来室。

落ち着いています。いつもなら私の膝の上に抱っこしていないといけないところ、最近は椅子にじっと座っていられるようになりました。偏食がずいぶん改善して、食べられるメニューが増えました。食事が全介助だったのが、少しずつ自分で食べることができています。おむつをトイレに捨てに行くのも手伝ってくれたり。介助の受け入れがよくなってきました。

ただ、自我が強く出てきたせいか、思い通りにいかないと怒って噛みつくというところもでてきました。成長に伴うものだけど、このあたりが今の課題です。

2週間前ににがりを切らしました。マグネシウムのカプセルは摂取しているから問題ないと思っていましたが、次第にそわそわし始めて、あれれと思いました。にがりを再開すると、すぐに落ち着きました。改めて「にがりすごい」って思いました。

いや、僕もそう思う。マグネシウムにはいろいろなタイプの塩（えん）がある。クエン酸マグネシウム、グリシン酸マグネシウム、酸化マグネシウムとかいろいろあるけど、結局一番吸収がいいのは、海水の成分でもある塩化マグネシウムで、要するににがりなのよ。液体だと味がまずいのが難点だけど、ある程度しっかり飲むといい。下痢しない程度にね。
あと、特に脳に効かせたいのなら、トレオン酸マグネシウムがいい。この前ベンゾの離脱で苦しむ人に勧めたら、すごく効いたって感激してた。この人は〝にがりは何ら効いてる実感がない〟って言っていたので、マグネシウムは本当、塩（えん）によって作用が全然違うよね。

バギーの少年が、わずか数ヶ月後には徒歩で来室した。これは、現代医学の目から見れば、奇跡ということになるだろう。ハイジが「クララが立った！」と快哉を叫んだように、お母さんも、息子の改善ぶりを涙流して喜んだ。

こんな具合に、ゲルマニウムは奇跡を演出します。

◆◆◆◆◆◆ 有機ゲルマニウムとリウマチ 1

70代女性。重度のリウマチで、歩くにも杖が必要。診察室に入ってくる様子も痛々しい。

3年ほどリウマチを患っています。薬はたくさん飲んでいます。ステロイドから始まって、サラゾスルファピリジン、免疫抑制剤のシクロスポリン、あと糖尿病だということで、ジャディアンスも飲み始めました。

糖質制限をしたり、プロテインや鉄剤などのサプリを飲み始めて半年経ちますが、改善しません。ネットで情報を探していく中で、中村先生のことを知りました。

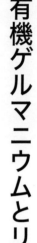

採血すると白血球１２０００と高値、さらに分画は好中球91・5％、リンパ球5・4％と圧倒的な交感神経優位で、リウマチ患者の典型的な所見だった。こういう人が糖質制限すると、ますます交感神経が興奮する。

「お米くらいは食べていいですよ」

「え、でも最近糖尿病の気まで出てきて、糖質は絶対ダメだと思ってて」

「糖尿病は薬の副作用じゃないかな。ステロイドで血糖値が上がるし、シクロスポリンでインスリンが出にくくなるし」

そう、西洋医療によくある〝モグラ叩き〟である。治療のために飲み始めた薬で、別の症状が現れ、その症状に対してまた薬を処方する。薬がどんどん増えていく仕組みになっていて、笑っているのは製薬会社だけ。患者は副作用の連鎖に苦しむことになる。

この方の場合、ジャディアンスを飲み続ければ、ステロイドや免疫抑制剤の副作用もあいまって、尿路感染症やカンジダ膣炎などにかかるだろう。そうなれば今度は抗生剤が出て、腸内細菌叢が乱れ、ますます体調を崩す。

まず、もとを断たねばならない。ぜひとも薬を減らしたい。理想的には、やめたい。しかし急な断薬は体がびっくりするから、各種ビタミンやミネラル、有機ゲルマニウムを補給しつつ、体を作っていきながら、ゆっくり減らすように指導する。

減らすと言ってもね、それは私にはなかなか難しいんです。いや、体のこともありますが、それ以上に、リウマチを見てもらっている主治医との関係でね。

私は高知県の田舎に住んでいます。主治医は栄養療法なんてまったく知らない、ガチガチの西洋療法の人で、そういう人に薬をやめたいとか減らしたいとか言うことが、先生、どれほど勇気のいることか、わかりますか？　都会ならいいでしょう。栄養療法でも何でも、いろんな治療法をしている医者がたくさんいて、患者には選択の自由がある。でも、私のような田舎住まいで、近所に病院が一つだけというような地域で、その先生のご機嫌を損ねたとしたらと思うと、出される薬をありがたく頂戴して黙って飲み続けるしかないんです。自分の希望を医者に伝えるという、ただそれだけのことがものすごく難しいんです。

なるほど、地域なりの事情があるんだね。しかし、根本治療のためには減薬は必須。「薬こそが、むしろ病気の悪化要因」という認識がない医者の言うがままに従っていては、治る病気も治らないだろう。

主治医に自分の意思を伝える勇気がないのなら、別の勇気を持つことである。つまり、自己判断で薬を少しずつ減らす。これしかない。不安があれば僕に聞いてくれたらいい。オンライン診療も当たり前の時代である。地理的距離の制約に縛られる必要はない。

「高知ということですけど、海寄り？ 山寄り？」

「海の近くです。家の目の前に太平洋が広がっていて、きれいな砂浜があります」

これはすばらしい。都会にはない最高の環境だ。

不朽の名著『家庭でできる自然療法』(東条百合子著)に、砂浴(砂療法)が紹介してある。方法は簡単で、「砂に埋まる」。これだけ。これだけで、癌などの難病にも大いに有効だという。

「本当?」と信じられない人もいるだろう。そういう人は、実際にやってみるといい。砂に体を埋めていると、体のあちこちの血流や鼓動を感じるだろう。代謝が高まり、デトックスが始まっている証拠である。砂に含まれている不思議な力が、体内の毒を吸い出してくれる。

非科学的だと言われようが、効くものは効く。

「理想的には、裸になって砂に埋もれたほうがデトックス効果は高いです。でもさすがに裸はちょっと人目があるでしょうから、薄着でされてもいいし、何なら砂浜に座って、足首までを砂に埋めておく、それだけでも充分効きます」

右記のやり取りから半年が経過した。

最初にここに伺って、もう半年が経ちました。薬を減らしたときは大変でした。あちこちの関節が痛くて。でも薄皮をはぐように、少しずつ体が楽になってきました。

今も関節の痛みはあります。それでも、半年前とは比較にならないほど回復しました。

何が一番効いたのか？　薬をやめたこと、有機ゲルマニウム、砂療法。いろいろあると思います。一つには絞れません（笑）。

毎日浜辺を散歩しています。最初は、靴の中に砂が入りませんでした。でも今は、砂が入ります。何を言っているか分かりますか？　足のむくみがすっかりなくなったんです。半年前の私の足はパンパンで、靴と足の隙間に砂さえ入らなかったんです。それが、今はむくみが完全になくなりました。

痛みのせいで、私は何もできませんでした。歩くことはもちろん、寝がえりを打つことさえできませんでした。でも今はできます。晩酌にビールを1缶だけ飲むのですが、プルトップを開けることもできます。

人に言えば、何を当たり前のことを、と言われるかもしれません。でも、私にはそれがすごくうれしいんです。靴に砂が入るとか、そういうさりげないことに、回復をしみじみ実感します。

先生、ちょっと個人的な話をしてもいいですか。私、高校を卒業してすぐに上京して、50年ほど東京で暮らしました。ずっと高知に帰りたいと思っていました。3年前に念願叶って故郷に戻りましたが、すぐにリウマチを発症し、病院にかかっても治らず、症状は悪化の一途でした。高知に戻ったのは、静かな晩年を過ごしたかったからなのに、痛みのせいで何もできない。みじめで、本当につらかった。

今、痛みがなくなったおかげで、きちんと自分の時間を過ごせています。散歩して、日光浴して、本読んだりパズル解いたり。

終活っていうのかな。実家にある母の古い日記を見て、私がどんなふうに生まれ育ったか、改めて振り返ったりしています。

先日、ホームセンターで長いホースを買って、それで庭の花に水をやりました。何だかすごく、幸せを感じました。「そう、私はこういう時間を過ごしたくて、東京から故郷に戻ってきたんだ」と思いました。

できることが減っていく年齢だと思います。でも私は、この半年で、できることがどんどん増えたんです。痛みに苦しんでいた半年前が嘘のようです。

本当に感謝しているのですが、この気持ちが、私がどれほどうれしいか、言葉でうまく伝わったでしょうか？

◆◆◆◆◆◆ 有機ゲルマニウムとリウマチ 2

以下に二つの症例を供覧するが、いずれもリウマチを主訴とする50代女性で「ゲルマニウムを飲みましたけど、全然効いている感じがしません」という共通点がある。

【症例】 50代女性 A

【現病歴】

5年前からのリウマチ。最初メトトレキセートとエンブレムで治療開始したが1年後に肺炎を発症し、入院したことをきっかけに同薬剤を中止。その後はステロイドとケアラムの併用を開始。症状は一進一退。手首の腫れ、腕の痛みがあり、症状は日によってばらつきがある。

9月頃より栄養療法を知り、プロテインを飲み始めたところ手首の腫れが悪化。好転症状かと思って、むしろプロテインを増量したが、10月頃より腕や首に激痛が走るようになり、11月にはプロテインを中断した。サプリはNOW Foods社の「B－50」は吐き気がして飲めなかった。

【施療および経過】 有機ゲルマニウム（1日300mg）服用を指示。

1ヶ月後の再診時「特にひどくもなっていませんが、よくなった感じはしないです」。

【症例】 50代女性B

【現病歴】

2年前にリウマチの診断で投薬治療開始。現在メトトレキセートとステロイドを服用中。足首、手首、指に腫れがある。

その数年前よりレイノー現象（冷えなどで手が蒼白になる）があり、同時に間質性肺炎の診断もされた。以後、インフルエンザ予防のため毎年予防接種を受けていた。10月頃よりプロテインやサプリを飲み始めた。「たくさん飲むのが大変です。でもリウマチの人のブログとか見てると、みんなたくさん飲んでるし。今のところ効果は全然感じません」

【施療および経過】 有機ゲルマニウム（1日300mg）服用を指示。

1ヶ月後の再診時。「ゲルマニウム、1本飲みました。でも効果を感じないので、もうその後は飲んでいません」

症状の改善がない、というのは、治療者としてはつらいところである。まずは、多少なりとも改善を感じさせたい。ちょっとでも「あ、いい感じだな」と思えば、患者の治療意欲も上がるものである。「よし、この方向でもう少し頑張ってみよう」と。

しかし、効果がまったく感じられないとなっては不信感が募り始める。「この医者について行って大丈夫か?」と。

右記の症例報告は、無論、簡潔化して書いてある。実際には他に細かいアドバイスやら何やら各論めいた話は当然ある。しかし、今回僕がフォーカスしたいのは、ゲルマニウムである。

「ゲルマニウムを1日300mg服用するように」という指示は、実は非常に控えめである。本音としては、もっとたくさん(たとえば1日1500mgとか)飲むように言いたい。でも、値段がやや高額であることもあって、僕としてはどうしても遠慮が働いてしまう。悩ましいところだ。

結果を出さないといけない。しかし、あまり出費がかさんでは治療自体の継続が困難、ということにもなりかねない。

たとえば、患者に金銭的な負担が一切なかったとしよう。そうすれば僕は断言できる。

「1日1500mg、3回に分けてきっちり飲んでくださいね。そうすれば、早いと1〜2ヶ月で、遅くても半年以内には改善してきますからね」と。


なぜ断言できるのか？データの裏付けがあるからです。


慢性関節リウマチ患者17人を対象とした以下のような研究がある。

有機ゲルマニウム1500mg（1日3回分服）で6ヶ月間連日投与した。なお、17人中15人は投薬治療（ステロイド）を受けており、投与期間中も投薬を継続した。

結果、血液所見では、インターフェロンの上昇（15／17）、赤沈の改善（4／17）、RA因子の減少（6／17）が見られた。CRPが陽性から陰性化（もしくは陽性の程度が減弱化）した症例は52・9％だった。

その他、一般症状（疼痛関節の数、朝のこわばり、生活活動度）の改善が80％の症例に見られた。

なお、早い症例では1～2ヶ月、遅い症例でも4～6ヶ月で治療効果が見られた。なお、副作用は認められなかった（東海大学第四内科 有森茂らの研究による）。

80％の症例で改善が見られた。これ、すごい成績だと思いませんか？研究が改善の可能性を保証してくれてるわけだ。もし患者の金銭面の負担に対して遠慮することなくガンガン勧めることができたとしたら、僕は80％の自信を持って「きっと改善すると思いますよ」と言える。

でも、実際には遠慮してしまうので、1日300㎎程度を勧めるにとどまっている。同時に食事改善や他の栄養素の摂取を併せて行えば、300㎎でも効果が出る可能性があると思っているんだけど、すでに薬を飲んでるような人では、やはり、なかなか効果が出にくいようだ。

・患者の懐事情なんて忖度せず、パターナリズムを全面に押し出して「こうやれば必ず効く！」を提示するのが医者としてあるべき姿でしょ。

・いや、懐を痛めるのは患者なのだから、金銭面の配慮も当然必要でしょ。

治療の本質とあまり関係ないところかもしれないけど、案外こういうところで悩んでいます（笑）。

第5章

新型コロナウイルス、ワクチン後遺症と有機ゲルマニウム

◆◆◆◆◆◆ 新型コロナと有機ゲルマニウム

【症例】

40代女性（プライバシー保護のため詳細は変えてある）

【主訴】

2020年1月から続く諸症状（筋肉痛、血管痛、手のしびれ、37度前半の微熱、空咳、足のあざ）を主訴に、6月上旬当院受診（オンライン受診）。

【現病歴】

二人の子供（8歳と5歳）と同居しているが、子供にもほぼ同様の症状がある。

1月に子供二人にインフルエンザ様症状（38度台の発熱、筋肉痛、関節痛）と味覚障害が出現し、その数日後に本人にも同様の症状が出現した。近医を受診し、薬をもらった（詳細不明）。

発熱は数日で下がったが、関節痛や味覚障害は治らない。さらに、足に血管が浮き出てきて痛み始めた。同時期に足のあちこちにあざが出現した(どこにもぶつけていない)。

ネットで調べたところ、自分と同じ症状に悩む人が他にもたくさんいることを知った。「新型コロナ感染症の典型的な経過ではないかもしれないが、新型コロナは変異を繰り返すため、それに応じて症状にも多様性があるのではないか」と考えた。

SNSでつながった人々からサプリ（ビタミンC、D、亜鉛など）やよもぎが有効と聞いて試したところ症状は多少改善した。しかし、微熱や筋肉痛、血管痛は、1月の発症から5ヶ月経ってもまだ残存している。「新型コロナウイルスにはHIVの遺伝子が組み込まれていると聞いた。免疫がダメになっているせいで治りきらないのではないか」と不安を感じ、症状改善の助言を求めて当院受診。

さて、どうしたものか。

食生活が乱れているなら食事改善を指導するところだけど、もともと健康への意識が高くて、普段の食事にも気を遣っている人だった。野菜は基本的にすべて有機。農薬や添加物は極力避けている。お菓子や小麦、乳製品はほとんど摂らない。

ひょっとしたらと思って、「最近携帯電話の基地局が近所にできたとか、電波状況に変化はなかったですか」と聞いてみたが、「特にそういう変化はないと思います」。電磁波とインフルエンザ様症状の関係を疑ったが、空振り。

子供に「血管炎、筋肉痛、あざ」と来れば、紫斑病、IgA関連疾患、川崎病あたりが疑わしい。腹痛、むくみ、舌の症状の有無を聞いたが、いずれも所見なし。これらの所見がないからといって、紫斑病は必ずしも除外できないが、仮に紫斑病だとしても、標準治療ではステロイド投与するぐらいしか方法がない。「できるだけドラッグフリーで行きたい」という要望には、僕としてもぜひ応えたい。

一体何の病気なのか、診断はつかなくても、ひとつ間違いない事実としては「この患者（および二人の子供）の体内では炎症が起こっている」ということである。筋肉が痛む、血管が痛む、というのは炎症以外の何物でもない。

となれば、治療は抗炎症作用のある物質の投与である。標準治療でステロイドやアセトアミノフェンが用いられるのも抗炎症効果を期待してのことだが、これらの薬には副作用があるのが悩ましい。

そこで、ビタミンの出番である。抗炎症のビタミンといえば「エース（ACE）、D、K」あたりを使えばいい。すでにC（1日3000mg）を飲んでいるというが、3000mgでは全然少ない。もっと増やしていい。たとえば10gでも20gでもいい。ロバート・キャスカート博士によると、ビタミンCの適正摂取量は「（大量摂取によって）下痢をする、その手前の量」である。体内で炎症が起こっている人では、ビタミンCに対する腸の耐性用量が上がっているものだから、この人の場合は10g程度で下痢を起こすことはまずないだろう。

さらに、抗炎症といえば、有機ゲルマニウムを忘れてはいけない。

以前のブログで有機ゲルマニウムによる抗インフルエンザ作用（院長ブログ 2020年2月19日「コロナウイルス対策4」参照）について書いたが、コロナはインフルと同じRNAウイルスである。コロナに対して一定の効果があっても不思議ではない。

味覚障害に対して、有機ゲルマニウムで改善したという報告がある。有機ゲルマニウムを投与したマウスの細胞では zinc finger protein の発現量が増加する。つまり、有機ゲルマニウムには、亜鉛の利用効率を高める作用がある。

コロナやインフルエンザなどのウイルス感染症では味覚障害の報告が多いが、この点、いかにも有機ゲルマニウムが奏功しそうだ。

まずは効果を実感してもらうために、ある程度のまとまった量の投与が必要だと考え、有機ゲルマニウム1日500mgの摂取を勧めた。

次回（7月）受診時。

「劇的に効きました。今ゲルマニウムを飲み始めて18日目ですが、筋肉痛と手のしびれは完全に消えました。血管はまだ浮き出ていますが、血管痛もだいぶよくなりました。以前の痛みを10だとすると、今は2ぐらいです。

ビタミンやよもぎも続けていますが、個人的な体感としては、ゲルマニウムが一番効いたと思います。

SNS上でつながりのある人に、ゲルマニウムを勧めてあげようと思うんですが、いいですか？　同じ症状を持つ〝病気仲間〟から私だけいち抜けしちゃった格好で、何だか悪くて。みんなにもよくなってもらいたいって思うので」

よかった。

この人がコロナだったのかどうか、わからない。それに、ゲルマニウムが効いたのかビタミンCが効いたのかよもぎが効いたのか、必ずしもはっきりしない。ただ臨床医の僕にとっては、患者の治癒こそが一番のプライオリティだから、症状が改善してよかった。

個人的には有機ゲルマニウムが効いた印象を持っている。

浅井ゲルマニウム研究所の中村宜司さんから、最近こんな話を聞いた。

「パキスタン人（50代男性）が新型コロナに罹患し、瀕死の状態でした。肺の7割がコンソリデーション（浸潤影）を来たしている。医者はもうお手上げで、できることはステロイドの投与くらい。でも本人は西洋医学に不信感を持っていて、そんな薬はいらないと拒否。幸いこの人、弊社と付き合いがあって、ゲルマニウムの知識がありましたから、最後の希望をかけてゲルマニウムを飲みました。かなり多め、1日2000㎎を飲み続けたところ、奇跡が起きました。1週間後には何の後遺症もなく退院。主治医はあっけにとられていたと言います」

なぜ有機ゲルマニウムが効いたのか。この説明は複数可能だと思う。

有機ゲルマニウムの投与によって、

・インターフェロン産生増加↓免疫向上
・zinc finger protein の発現量が増加↓免疫向上
・酸素供給量増加（Honda Fujishima effect および赤血球酸素運搬能増加による）↓
　呼吸器系の負担軽減
・硫化水素（炎症物質）の抑制↓抗炎症作用

といった機序で、コロナからの回復に一役買ったのだと思う。

「コロナはただの風邪」という意見がある。確かに、現時点でコロナ罹患者の生存率は99％以上である。この先、コロナウイルスが突然変異して強毒化でもしない限り、大して恐れるほどの感染症だとは思われない。しかし新型コロナ騒動に対する一連のマスコミ報道を見ていると、明らかに不安を煽っているふしがあるので、この「コロナはただの風邪」との意見には個人的に共感を覚える。

ただ臨床で、右記のようにコロナの後遺症とおぼしき症例があることもやはり事実である。こういう患者にとっては、自分の苦しみを「ただの風邪」と切って捨てられてはたまったものではないだろう。

そういう患者は、一度有機ゲルマニウムを試してみよう。有機ゲルマニウムの何より優れた点は、副作用のなさ、安全性の高さである。変に副作用のある薬に頼る前に有機ゲルマニウムを飲むことで、あなたにも〝奇跡〟が起こるかもしれません。

◆◆◆◆◆◆

有機ゲルマニウムと感染症

40代女性。２０２０年10月14日、オンラインにて診察。

「私、コロナかもしれません。７月末頃に鼻水と鼻づまり、のどの痛みが出て、最初は夏風邪かなと思ったんですね。葛根湯を飲んで、症状は一時的に治まりました。でもその後、咳と痰、37度前後の微熱が出るようになって、それが延々続いています。10月初旬から咳と痰がますますひどくなって、時々38度台の熱も出るようになって、それで心配になって受診しました。

病院へ行かないといけないのは分かっています。でも、行くとＰＣＲ検査を受けることになって、もし陽性なら主人の仕事とか子供の学校生活とか、あらゆる方面に影響が出てしまいます。

ＰＣＲ検査は風邪でも何でも陽性になる可能性がある、ということは知っています。先生のTwitterで知りました。だからこそ、病院には行きたくないんです。どうすればいいか、途方に暮れています」

この女性が「コロナではないか」との不安からすぐさま病院に直行しなかったのは賢明だった。仮にコロナ陽性の診断が出たところで、ご自身（およびその家族）が様々な制約や差別を受けるだけのこと。メリットは何一つない。

情報ソースがテレビだけの人はいまだにコロナを真剣に恐れているが、ネットからも情報を集めている人は、ＰＣＲ検査の偽陽性率の高さなど、テレビで言わないコロナの裏事情を知っている。

ＰＣＲ検査は、設定次第である。Ｃｔ値（遺伝子の増幅回数）が35サイクル以上だと何でも陽性になる。アメリカのＰＣＲ検査の標準は42～45サイクルである。つまり、何をＰＣＲ検査にかけても「コロナ陽性」である。パパイヤだろうがウズラだろうがヤギだろうが、何でも陽性になる。アンソニー・ファウチはこのことを少なくとも２０２０年7月の時点で知っていた。つまり、世間が騒ぎ立てている「コロナ・パンデミック」なるものは、完全にデタラメであることを知っていた。

だからこの女性が、コロナ感染を恐れる心配はない。

しかし長らく続く咳、痰の症状について心配するのは、もっともなことだ。さらに細かく問診してみよう。

「もともとの持病として15年来のリウマチがあります。ステロイドを内服したり関節に注射したりする治療を受けていて、さらにエンブレル（分子標的治療薬。TNF（腫瘍壊死因子）を阻害することで抗炎症作用を発揮する）を1週間に1本、自己注射しています。

まだコロナが流行る前の2019年9月、ひどい肺炎にかかって入院しました。ステロイド1日10㎎を2週間飲んで治りました。その後、11月に医師から喘息の診断を受け、シムビコートを1日7回ほど吸入しています」

話がここに至って、僕はむしろ安心した。原因がすっかり判明したからである。原因が分かれば、治療への方針も立つ。

そもそもリウマチとはどういう病気か。

西洋医学的には「関節滑膜に発現しているシトルリン化タンパクに対する自己抗体を生じる疾患」ということになっている。ややこしい表現だが、要するに「免疫の異常」という主張である。従って治療は「免疫系の働きを抑えてやればいい」となり、ステロイドやエンブレルなどが投与されることになる。

人間に免疫系が備わっているのは偶然ではない。この免疫系を敵と見なし、その自然な働きを無理やり抑えようというのだから、当然副作用は多い。

『ステロイド服用者では皮膚癌（扁平上皮癌、基底細胞癌）や血液癌（非ホジキンリンパ腫）の発生率が高くなる。』（7）

『エンブレルは〝腫瘍壊死因子（TNF）阻害薬〟なのだから当然癌の発生率が上昇する。たとえば血液癌のリスクが上がる。』（8）

感染症の発生率が上がるのも当然で、これは薬の添付文書にも書いてあるから気になる人は「プレドニン　添付文書」「エタネルセプト　添付文書」などで検索するといい。これらの薬がどれだけ副作用の多い恐ろしい薬であるかが分かるだろう。

本来医者は薬の処方前に起こり得る副作用について、患者に説明する義務がある。患者には医者に質問する権利がある。患者に何も説明せずに「お薬出しておきますねー」で済ませるのは本来あってはいけないし、そこを咎めず、はいはいと黙って医者の言われるがままに薬を飲む患者も、権利の上に眠る愚か者である。

「薬の副作用のせいでこんなひどい目にあった！」などと患者が医者を批判する。しかしそれは、冷たいことを言うようだけど、患者の側に甘えがあったせいだとも言える。少なくとも、「すべて医者の責任だ！」で片づけてはいけない。副作用の悲劇は、説明の労を省いた医者、説明を求めなかった患者、両者の共犯のもとに生まれる。

だから皆さん、「医者がいいようにしてくれるだろう」と思考停止して、医者の言うがままになっちゃいけないよ。薬のメリットもデメリットも、享受するのはすべて自分の体なのだから、自分が飲む薬について医者にしっかり説明を求めよう。

さて、右記患者である。長引く咳や痰は、薬（ステロイド、エンブレル、シムビコート）による免疫低下から何らかの感染症を来たし、その症状だと考えるのが、筋が通っている。ある症状についてその原因が分かっているとき、その治療は、まず何よりも「原因の除去」であるべきだ。しかし臨床ではそう簡単に行かないことが多い。

たとえばベンゾジアゼピン系の抗不安薬・睡眠薬にドハマりしている人が、不安感を訴えているとする。これはベンゾに対する耐性がつき、相対的に薬効が不足したせいで生じる不安感である。「薬が原因の症状だから、まずは原因薬剤の除去だ！」と一気にベンゾを抜いては、患者は地獄を見ることになる。

この人の場合も、免疫抑制剤の副作用による感染症なのだから薬を一気に抜きたいところだが、そうするとリウマチや喘息症状の再燃など、苦しい思いをすることは目に見えている。

そこで、まずは〝体づくり〟からである。食事指導（精製糖質、小麦、乳製品を控える）や生活習慣の指導をし、必要に応じてサプリなどの栄養素を勧める。リウマチや喘息には、なんといっても有機ゲルマニウムである。普段の健康維持のためなら、ゲルマニウムパウダー2gを1週間で使うくらいでいい。しかし今は感染症の真っただ中にあるから、2gを3日で使い切るくらいのペースで服用するように勧めた。

2週間後。やはりオンライン受診。ディスプレイモニターの向こう側にいる女性が語る。

「びっくりしました。熱が下がり、咳と痰が減りました。もう、極端に減りました。これまで、朝起きて昼までに何度も数えきれないくらいに痰が出てたんです。だいたい5分に1回くらいのペースで、のどに気持ち悪い痰が上がってきて。でも今は、完全になくなったわけではないけど、お昼ぐらいにふと、〝あ、そういえば今日は一回も痰が出てないな。咳もなくなったな〟って感じです。あと、何だか全体的に元気が出てきました。朝起きたときから、何というか、活力がわいてる感じです。

便通は、もともと便秘ではなく、むしろ下痢気味のほうなんですが、ゲルマニウム飲みだしてから、普通便に近くなりました。腸をよくする働きもあるのですか？

エンブレルを1週間に1本のペースで打つよう言われているのですが、打っていません。何というか、今のところそんなに痛くないので。

前々から生物学的製剤はやめたいと思っていました。副作用が怖いですし。でも「やめたらひどい目に合うよ」って主治医に言われていて、仕方なく続けています。ゲルマニウム、リウマチにも効くのなら、薬をやめられますか？

あとこれは前回診察時に言うのを忘れてたんですが、私、あちこちに内出血みたいなあざがあるんです。すねをぶつければできるようなあざが、どこにぶつけたわけでもないのに、あちこちにあります。でもゲルマニウムを飲み始めてから、そのあざがなくなりました。腕や足にあったあざが、ゲルマニウムを飲み始めて1週間で消えました。こんな効果は期待していませんでした。

咳と痰が減って本当に助かっています。今やコロナのせいで、電車とかで咳をするだけで犯罪者みたいな目で周囲から見られますよね。そんななか、咳をせずに澄ました顔でいられるのは本当にありがたいです。先日、子供の授業参観に行ってきました。咳のせいで気が引ける思いをすることもありませんでした」

ワクチンと有機ゲルマニウム

「先生、コロナの流行はいつ終息すると思いますか？」

「分かりません。政治には詳しくないので」

もうみんな気付いてるよね？「コロナは政治なのだ」ということに。

こういうのって、そこらへんの学者よりも厚労省の役人のほうが正しく認識していたりする。

そう、コロナ感染症は「ウイルス性の風邪の一種です」というのが厚労省の認識。風邪に効くワクチンは存在しない、ということはみなさんもご存知でしょう? 風邪は本来、人間がもともと持っている自然免疫で治すもの。あえてワクチン接種による獲得免疫で遠ざけようとしても、うまくいかない。ワクチンで抗体を作っても使われない。使われないものは消えていく。つまり、ワクチンにはまったく意味がない。

しかし、意味のないことをさも意味ありげに見せるのが政治である。無意味な政治の割を食うのは、一般庶民である。

本日再診した患者(50代女性)が、雑談まじりにこんなことを言った。

「先生、いよいよ明後日から医療従事者へのコロナワクチン接種が始まりますね。私も福祉関係の仕事をしているので、一般の人より打つ順番は早いと思います。私としては、打ちたくないんですね。ただ、職場が〝打って当然でしょ〟みたいな雰囲気で、一人だけ断る感じじゃないんです。

色々考えています。どう断ろうかなって。でも、断れなかったらどうするか。〝絶対に打ちたくない、打つくらいなら退職します〟と意思を貫いて会社を辞めるか。会社を辞めることはできないからやむを得ず打つとしても、先生は昔のブログで『ワクチンのデトックスの方法』って書かれていましたよね。ああいう路線で、事後的にワクチンのデトックスに励むか。ホメオパシーで水銀を排出するレメディーを飲もうかと考えたり。

私、そこまで考えているんです。仕事を辞める可能性、万一打った場合の対処法。本当に不安です」


すでに厚労省から「最終的には接種は個人の判断であり、業務従事への条件とはならない」旨の通達が出ている。だから、コロンワクチンを接種するように会社から何らかの圧力をかけられたり、接種しないことを理由に不当な処遇を受けたとすれば、これは弁護士に相談してもいいレベルの案件だからね。

ただ、上司から露骨な圧力がなくとも、「無言の圧力」というのは確かにあると思う。

僕みたいな部外者は「そんな圧力、無視すればいいじゃない」って簡単に思うんだけど、組織の内部にいる本人としてはなかなか難しいようだ。日本の同調圧力の悪い面が出ているね。

この点、アメリカ人はさっぱりしている。

「米国の医療労働者の50％以上が〝ワクチン拒否〟の衝撃データ」

日本の医療従事者の5割が拒否、となるだろうか？ 多分、そこまではいかないと思う。コロナ茶番に気付いている医者や看護師も一定数はいると思う。でも、そういう覚醒組でも、職場の同調圧力に抵抗できるかとなると難しいだろう。

その点、アメリカは「違いを尊重するお国柄」だけあって、日本のような妙な同調圧力って少ないだろうし、何よりコロナ茶番に気付いている人口の比率が日本よりはるかに多い。

というか、コロナワクチンに対する批判がこんなに少ないのは日本だけだよ。欧米諸国はもっと多くの人が気付いている。

・オランダでは8万9千人の医師、看護師がコロナワクチンを拒否した。

・アメリカのすべての看護師の60％がコロナワクチンを拒否している。

・英国の看護師、介護スタッフの約3分の1がコロナワクチンを拒否している。

・ノルウェー、スイスなどでは老人ホームで大多数が死亡したことを受け、65歳以上へのワクチン接種が停止となった。

・世界医師連盟（the World Doctors Alliance）の医師、看護師12万人がコロナワクチンを拒否しており、同ワクチンを接種しないよう呼びかけている。

ただ、右記の患者の「仮にどうしても打たないといけないとなれば、どのようにすればワクチンに含まれる毒性成分を排出できるか」という問題提起は、意味があると思う。今の日本では、幸い一脈の正気が保たれていて、「日本国民全員強制接種」とはならなかった。でも、今後もそうならない保証はどこにもない。

日本政府としては、きっちり半分間引いて人口削減に協力する姿勢を見せないといけない。人口の減り具合がいまいちで、日本政府のさらに上の〝お上〟が納得してくれなければ「全員強制接種」でも何でも押し付けてくるだろう。法律のハードルがあるからそんなことはあり得ないって？　のん気だね。去年の今頃、日本が「飲食店が深夜に営業したら罰則が課される国」になるなんて想像できた？　法律なんて簡単に変えられる。憲法改正だって、〝お上〟がその気になればすぐだろう。

さて、だからこその「ワクチンのデトックス法」である。これについては以前のブログで触れたことがあるから、ここでは繰り返さない。

ただ、最近、こんなことがあった。

去年5月から当院に通院中の患者（強迫性障害、60代女性）がいる。この人はワクチンが大好きで、「打てるものは全部打つ」という人。「病気を防いでくれるんだから打たなきゃ損じゃないの」と。僕としては内心頭を抱えてしまうけど、「世間一般のワクチンに対する認識ってこんなもんだろうな」と半分あきらめているようなところもある。ただし、いったん僕の患者となったからには、せめて一言だけでも注意喚起をする。「ワクチンね、感染症を防ぐありがたいものですけど、副作用もありますよ。あまり打たない方がいいですよ」とお伝えする。心に届くかどうかは別にして、「メリットだけではなくデメリットもあるのだ」ということを一応説明することにしている（本音は「メリットなんて1ミリもない」だけど）。

さて、この女性、去年の11月の診察時にこう言った。

「インフルエンザワクチン、打ってきました。毎年必ず打っているので、打たないと不安だったので」

僕の忠告、まったく心に届いてなかったっていうね（笑）。しかし続く話が、僕の興味を引いた。

「インフルエンザのワクチンを打つと、必ず打った腕が腫れて、打った箇所もかゆくなって、なかなか治らないんです。もう毎年のことなんだけどね。先生に聞いたら「普通は1週間ぐらいで治るものだけどなぁ」って言うんだけど、私の場合、1ヶ月は治らない。

でも不思議なんだけど、今年は腫れませんでした。かゆくも何ともなかった。

そのことで、私、体がいい方向に行ってるのかなって思って」

この患者に出しているサプリは、有機ゲルマニウムだけである。定期的に有機ゲルマニウムを服用し、血中ゲルマニウム濃度が高い状態であれば、ワクチンという「血中への直接的毒物注入」に対しても、何らかの防御効果があるのかもしれない。具体的な作用機序は分からないが、接種部位の炎症（発赤、腫脹、掻痒感）が起こらなかったということは、抗炎症作用があることは間違いないだろう。

コロナワクチン（mRNAワクチン）に対して効くかどうかもちろん不明だが、もし万が一、どうしてもコロナワクチンを打たないといけないとなれば、せめてもの毒消しとして、事前、事後に有機ゲルマニウムを飲んでおくといい。

◆◆◆◆◆◆

ワクチンのデトックス

ワクチン由来の毒物をデトックスする方法を紹介しよう。

＜ウコン＞

毒物が神経系にどういう悪影響を与えるか、こういう実験は当然人間相手にはできないから、たいていマウスを使って行う。たとえばアルミを投与すればアルツハイマー病のモデルマウスを作ることができるし、鉄の投与でてんかん、3-ニトロプロピオン酸の投与で神経損傷（運動／認知機能）を起こしたりできるといった具合。こういうモデルマウスを作ることが、病気の治療法を研究する第一歩なわけだ。

ウコンに含まれるクルクミンには、様々な毒物に対するデトックス効果が確認されている。

『クルクミンがアルミによる神経毒性を緩和する』(9)

『鉄によるてんかん発作のけいれんに対するクルクミンの保護作用』(10)

『3-ニトロプロピオン酸による神経毒性をクルクミンが緩和する作用機序について』(11)

ワクチンには様々な有害物質が含まれているから、それらの毒物を適切に排出できるように対策を立てたい。そういうとき、ウコンの多様な毒物に対する有効性は実に頼もしい。

成人ならカレーを意識して食べるのもいい(ただし市販の固形カレールーは大量の糖分と粗悪な油が含まれているからオススメしない)。カレーにはウコン(ターメリック)以外にも様々なスパイスが含まれていて、その抗酸化作用が何かとお助けになるだろう。

ちなみに、クルクミンの作用機序について軽く言及しておくと、クルクミンはなんと、血液脳関門を通過する。そもそもワクチンが小児にとってリスクが高いのは、血液脳関門がまだ未熟なため、毒物が脳に直接流入する可能性があるからだった。クルクミンは脳に侵入した重金属と結合し排出される。これがデトックス作用の核心ではないか、と推測されている。

＜ケイ素＞

アルミとアルツハイマー病の関連性は動物実験でも疫学研究でも〝あり〟とされているが、アルミの使用が禁止されたという話は聞かない。医薬品（薬、ワクチン）、日用品（アルミ缶、アルミホイル、アルミ食器など）にアルミは普通に使われている。「人に対する直接的な毒性は確認されていないから」というのが一応の理由になっている。かといって「人を相手に微量のアルミを長期投与する実験」など、倫理的にできるはずがない。つまり、「アルミの人体への害は永遠に未確認」ということになる。

このジレンマに終止符を打ったのがこの論文。

『アルツハイマー病の〝アルミ原因説〟をケイ素水を使って検証』⑿

著者は、帰無仮説「体内のアルミ蓄積量が減少しても、アルツハイマー病の発症、進行、重症度に何ら影響を及ぼさない」を立てた。この仮説が否定されれば、アルツハイマー病にアルミが関与していることが証明できる。

1日1リットルのケイ素水を12週間飲用すると尿中へのアルミ排出が増加した（その他の必須ミネラル「鉄、銅など」は排出されなかった）。同時にアルツハイマー病患者15人中少なくとも3人で認知機能の改善が見られた。

倫理の壁に対して、帰無仮説という論理的手法を用いて見事に問題をクリアした格好だけど、この論文が出た今もなお、アルミ鍋が普通に売られているしワクチンにアルミが使用され続けている。

僕は何も「世の中からアルミをなくせ」などと主張しているわけではない。アルミが僕らの社会にどれほど役に立っているか、その有用性は誰もが認めるところだろう。ただし、その便利さの裏に健康リスクの可能性があるのなら、その可能性は広く周知されるべきだと思う。「健康リスクがあっても便利なアルミ鍋をやめるつもりはありません」という人は自由にすればいい。現状、アルミの有害性を知る人自体が少ないわけで、ここが問題だと思う。知らなくては、「不便だけどあえて土鍋を使おう」という選択肢の持ちようがない。

同時に、右記論文にあるように、ケイ素によって体内のアルミを排出することができることも広く知られるといい。

ケイ素の摂取は、論文のようにケイ素水から摂ってもいいし、スギナ（つくしの横に生えてる植物）やマリンアルゲ（海草の一種）などから摂るのもいい。理想の摂取法は、ケイ素水を少量頻回。ちょびっとの量をしょっちゅう飲むといい。

＜ゲルマニウム＞

ゲルマニウムが自閉症を含む発達障害に著効することは、本書でも度々言及している。なぜゲルマニウムが効くのか。様々な作用機序が考えられるが、一つには有害金属の除去作用である。

『ゲルマニウムの治療効果』⒀

当院通院中の患者で、ゲルマニウムとメチルガード（メチレーションを促進するビタミンの詰め合わせ）の併用により、自閉症の症状が劇的に改善した人がいる。その患者のお母さんがこう言っていた。

「この子を病気にさせてしまったのは、私のせいだと思っています。発達障害や自閉症の子を持つママ友の集まりがあるんですけど、どのママもワクチンを打った後で発症したり、症状がひどくなったって言っています。私、日本脳炎のワクチンをものすごく早い時期に、1歳で受けさせてしまったんです。3歳でもよかったのに。私、どうかしていました。しばらくして日本脳炎ワクチンの副作用がニュースになって打たなくてよくなったのに。日本脳炎ワクチンが原因で、この子は変わってしまったって思っています。お医者さんが「接種は3歳でいいですよ」って言ってくれなかったのが、本当に悔しくて。

きちんと目を合わせてくれる子だったんです。でも1歳のときから目の焦点が合わなくなって。18歳になった今もちょっと寄り目で、目の焦点は合わないままです」


こういう悲劇が起こってはいけない。

まず、知識を身につけ、打つか打たないかを考える。考慮の末の結論が、「打つ」であっても全然かまわない。それがわが子を思う親御さんの結論であれば、尊重したい。ただし、打つのであれば、同時に「デトックス法」にも精通しておいて欲しい。悲劇の起こる確率を少しでも抑えることができるだろう。

◆◆◆◆◆◆

コロナ講演会、ゲルマニウム講演会 in 東京

ゲルマニウム講演会について、ひそかに目玉として用意していたのは、有機ゲルマニウムが体内での 5-ALA 産生を促進する可能性を示唆するこの論文である。

『アミノレブリン酸合成酵素遺伝子の発現誘導と有機ゲルマニウムによる代謝物プロトポルフィリン IX の排泄促進』(14)

内容を簡単に言うと、

「有機ゲルマニウムを飲んでまず最初に気付く具体的変化は、ウンコの色の変化です。鮮やかな黄色になります。さらに増やすと赤みが出ます。で、この赤色色素を抽出／精製し、分析したところ、プロトポルフィリンIXだと分かった。」

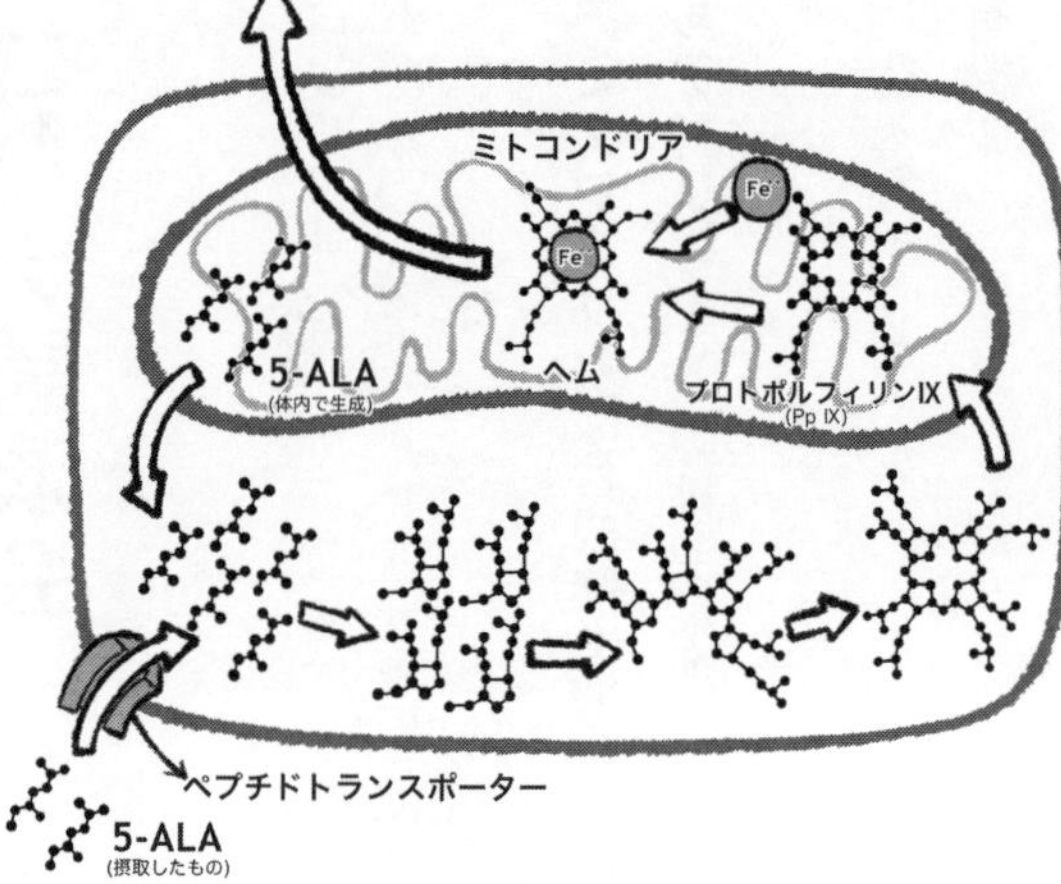

プロトポルフィリンⅨというのは、この図でいうと、ヘムになる直前の物質です。ヘムはヘモグロビンやカタラーゼなどの原料になる。たとえばゲルマニウムで貧血が改善するのも、ヘムの産生が増加することによる。

さらに、ゲルマニウムの服用によって、アミノレブリン酸合成酵素１（Ａｌａｓ１）の発現が１.８倍増加していることも分かった。Ａｌａｓ１が増えると、当然、５-ＡＬＡの体内産生も高まる。具体的には、グリシンとサクシニルＣｏＡを基質、ビタミンＢ６を補酵素として、そこにＡｌａｓが作用して、５-ＡＬＡができるわけだ。

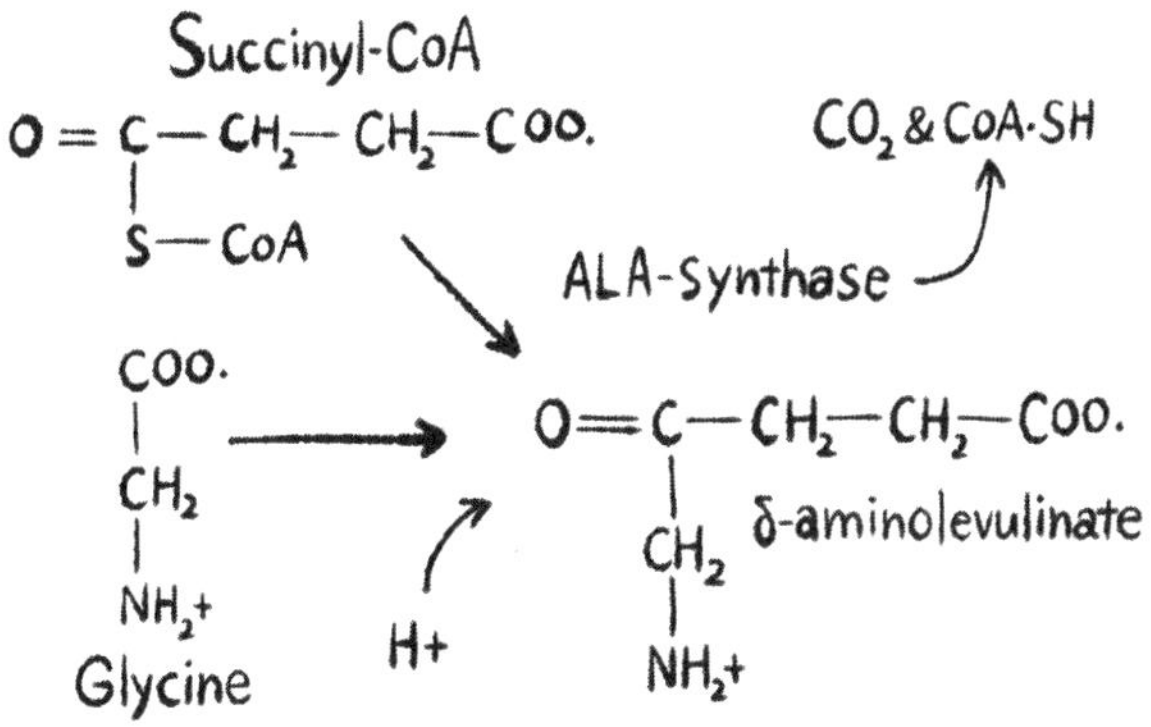

これ、かなり重要な情報なんですが、この意味が分かりますか？

5-ALAがコロナに効く可能性については、以前長崎大学の論文を紹介した（「ワクチン、心筋障害、5-ALA」note 2021年7月7日参照）。その効果は本物で、長期化が予想されるコロナ禍において、多くの企業が5-ALAに注目している。

注目され、需要が高まっているため、5-ALAの価格もうなぎ上りで、かつては2千円ほどだった商品が、今や1万円を超えている。かつて2千円で買えた時代を知っている僕としては、1万円はちょっと出しにくい。

さて、そんなときに、右記論文である。何も5-ALAを直接補うばかりが能じゃない。5-ALAの体内産生を高めるような栄養素、つまり、有機ゲルマニウムを飲むという別の選択肢が出てきたわけだ。もっとも、有機ゲルマニウムもけっこう高額だから、値段については結局どっこいどっこいかもしれない(笑)。

◆◆◆◆◆◆ワクチン後遺症と有機ゲルマニウム

40代女性の証言

「2021年5月にファイザーの2回目を打って、ひどい体調不良になりました。

ただ振り返ってみると、ワクチン接種前から体調は悪かったんです。

２０２１年2月、ワクチンを打つ前ですが、仕事が忙しかったり身内の葬儀があったりで、息切れや動悸を感じるようになりました。救心を飲みましたが効かず、しばらくすると鼻がつまってきたので点鼻薬を使ったりしました。動悸はひどくなる一方で、おまけに手足がしびれて、呼吸がしにくくなって、とうとう救急車を呼びました。搬送されるときにはエビ反りで全身硬直して、本当に死にそうでした。病院で採血、心電図などの検査をしましたが異常なしということで、帰宅になりました。翌日かかりつけ医を受診しましたが、やはり異常なし。

でも「異常なし」と医者から言われたところで症状は消えません。その後も動悸が続きました。毎日2時間ほど続いて、胸の辺りが筋肉痛になるほどでした。でも数日して、ようやく徐々に落ち着きました。でも完全に治ったわけではなくて、急にまたひどくなることもありました。生理不順もあったりして、体のあちこちに不調を感じていました。

5月の初めに1回目、5月後半に2回目を打ちました。2回目を打った直後に目の前が真っ暗になって、接種会場の待合まではかろうじて歩きましたが、そこで体が動かなくなり、手足がしびれて、さらに頭もしびれました。ひどい動悸が出て、また救急搬送されました。採血と心電図をとったけど異常なしとのことで、そのまま帰宅となりました。

2月のしんどかったときから複数の整体院に行って、自律神経失調症とのことで施術を受けていました。ワクチン接種後にも整体に通うようになって、そこでサプリやイベルメクチンのことを知りました。

イベルメクチンの飲み方は、よく分からなかったので自己流で、12㎎錠を48時間おきに5回飲みました。飲むたびに動悸が楽になりました。今年の3月末、尼崎の長尾クリニックを受診したところ、長尾先生からは「いい飲み方したね。それでけっこうです。胸の痛みが続くようなら2週間に1回飲むといい。あとできることとしては精神安定剤だけど、要らないでしょ？　サプリで様子を見たら」。あとはグルタチオンの点滴をして帰りました。

点滴の翌日、下痢をしましたが、症状が少し楽になったと感じました。下痢として悪いものが排出されたのかもしれません。


ワクチン接種後のしんどさのピークを10とすると、イベルメクチンを飲んだ後は6くらいです。ただ、症状はまだまだ根深く残っています。たとえば、以前は長距離を歩いてもそれほど苦痛ではなかったし、長時間仕事をしてもそれほど疲れませんでした。でもワクチンのせいで体力がガタ落ちです。イベルメクチンで多少はマシになったとはいえ、午前か午後だけの時短勤務をこなすのがやっと。家に帰れば寝たきり状態です。

アサイゲルマニウムに興味があり、前々から飲みたいと思っていましたが、5月13日、ネットで資料請求しました。サンプルが入っていて、それを一つ飲むと、1時間後に驚くほど元気になりました。普段は夜には疲労困憊して動けないのに、あれもやっておこうこれもやっておこうという感じで楽々と動けた自分にびっくりしました。絶対続けたいと思って、すぐに購入しました。今はカプセルを朝夕1個ずつ飲んでいますが、量はこれぐらいでいいですか?

今週の月曜日、寿司を食べて、何かが当たったみたいで、嘔吐と下痢をしました。それで昨夜は頭がガンガンして臥せっていましたが、そのときにゲルマニウムを飲むと眠れる程度の頭痛になりました。

ゲルマニウムを飲みだしてから、しんどさは3になりました。ひどいときで4になる程度です。

5月のワクチン接種後、6月あたりから接種した左腕から腕にかけて、動悸が出るたびに痛みが走りました。引っ張られるような痛みです。動悸のときに肋骨や肋間神経の痛みもありました。10の痛みが、ゲルマニウムを飲んで以降は3くらいになりました。

これは参考までに。私が飲んできたサプリなどの一覧です。

2021年9月に加味帰脾湯を薬局で買いました。この当時は、朝起きたその瞬間から、1日の終わり時のような疲労感がありました。睡眠の質が全然ダメで寝た気がしない。それがこの漢方を飲みだしてから、よく眠れるようになって、疲労感はマシになりました。

この頃、マグネシウム（エプソムソルト、にがり）や天然塩を摂るようになって、体が軽くなる感じがありました。

2022年1月。マルチビタミン、ミネラル、オメガ3系、フルボ酸、5-ALA、竹炭、松葉茶。色々やりましたけど、一番よかったのは竹炭です。便通が明らかに改善しました。真っ黒の便になりますけど（笑）。

3月。水素サプリ、麹、イベルメクチン、チャーガ。水素サプリは効果を感じました。長尾クリニックで買ったサプリ「タキシフォリン」は正直よくわかりませんでした。チャーガもわかりません。飲む量が少なかったのかな。

4月。田七人参、グルタチオン、ビタミンC、CBDオイル、カルニチン。グルタチオンを飲みだして、吹き出物が出ました。でもやめずに飲み続けていると、1ヶ月ほどで吹き出物は消えました。悪いものを出し切ったのかな。CBDオイルも眠りの助けになっています。」

ワクチンを打ったのが2021年5月。しかしその前、2月頃から体調不良（動悸、呼吸困難感、手足のしびれ）があったという。閉経前の女性にこういう症状が出れば、最初に疑うのは貧血やパニック発作あたりだろうか。しかし採血検査で貧血は否定的だった。

この時点で、仮にこの人が当院を受診していたら、まずマグネシウムをしっかり摂ることを勧めたと思う。そこに適宜、ゲルマニウムとかCBDオイルを使う。これでだいたい治りそうな印象。

しかし整体で施術を受けるとちょっと楽になることから、何とか体をだましだましやってきた。

そこでワクチン接種。ひどい動悸、手足のしびれ、頭のしびれ、倦怠感。すでに接種前からあった症状が、増悪してぶり返したような具合だ。

僕はイベルメクチンに対しては慎重な方で、積極的には使わないのだけれど、「イベルメクチンのおかげで10の症状が6になった」ぐらいによく効くのなら、やはり効く人には効くんだな。

さらに、ゲルマニウムを使うことで「しんどさが3になった」。ゲルマニウムが効いたという事実から、この人の病態は何だったのか、振り返ってみたい。

コロナにかかっていたのではないだろうか？　症状として、発熱や咳はなく、かつ息のしにくさや動悸だけがある。あまり一般的ではないが、そういうコロナ感染もあり得る。

そもそも新型コロナウイルスはミトコンドリアに悪さをする。


『老化および加齢関連疾患におけるミトコンドリア免疫に対する COVID-19 の影響』(15)

「COVID-19（コロナ）は免疫細胞のミトコンドリアをハイジャックし、ミトコンドリアの内部で増殖する。このためミトコンドリアの機能が停止するため、ついには細胞死に至る。ミトコンドリアは細胞の発電所であり、免疫機能、ホメオスタシスの維持に深く関わっている。コロナに感染した細胞ではミトコンドリアが障害を受けやすいことが多くのエデビデンスで証明されている」

さらに、コロナワクチンが体に悪いのは、結局のところ、ワクチン成分がミトコンドリア毒だからである。

『呼吸器系に対するCOVID-19 mRNAワクチンの効果：ラマン分光法とイメージングによるヒト肺癌細胞』（16）

「コロナワクチンの接種により、ミトコンドリア内の酸化型シトクロムｃの濃度が低下する。これにより、酸化的リン酸化（呼吸）が低下し、ATP産生量が減少する」

高校で生物を履修した人は、ミトコンドリアが細胞内のエネルギー産生の肝であることを学んだだろう。コロナワクチンを打つと、そのエネルギー産生の要であるミトコンドリアで、好気呼吸ができなくなり、エネルギーを効率よく生み出せなくなる。この結果、臨床的に様々な症状が出現することになる。

つまり、コロナ感染症、コロナワクチン後遺症、両者に共通するのはミトコンドリアへの悪影響である。

ここでアサイゲルマニウムの出番となる。ゲルマニウムがなぜ体にいいのか、様々な説明が可能だが、ひとつには、ゲルマニウムによるミトコンドリアの賦活作用である。

イベルメクチンは、たとえコロナやコロナワクチン後遺症に効くとしても、催奇形性がある。添付文書を見てみるといい。

この一事だけで、どんなに効果があるとしても、僕としてはできるだけ使いたくない。たとえ投与する患者が妊婦ではないとしても。

その点、アサイゲルマニウムの安全性は折り紙付きなので、安心して使える。僕の妻も妊娠前からずっと飲んでいたし、授乳中の今も飲んでいる。そのおかげか、母子ともに健康です（笑）。

第6章 中村篤史×中村宜司（浅井ゲルマニウム研究所 専務取締役）有機ゲルマニウム対談

私たちがゲルマニウムに魅せられる理由について語ろう

◆有機ゲルマニウムのもとに交錯した運命

有機ゲルマニウムを処方する医師と、世界に先駆けて水溶性有機ゲルマニウム化合物の合成に成功したメーカーの研究者による対談は、二人の出会いのきっかけからスタート。

中村篤史（以下、篤史）　そもそも私がアサイゲルマニウムを知ったきっかけというのも、宜司さんから直接連絡をいただいたことでした。2019年の話ですが、「ゲルマニウムがいい」と知って、自分で取り寄せて、患者さんに処方していました。その中で感じていった有機ゲルマニウムの効果などを、当時のクリニックブログ（P14「有機ゲルマニウムの健康効果」参照）に書いていたのですが、その際にいくつかの論文を引用したのです。その一つの著者が宜司さんで、その著者から直々に連絡をいただき驚いたことを憶えています。

中村宜司（以下、宜司）　あれは2019年の夏がはじまる前のことでしたね。当時の私は、株式会社浅井ゲルマニウム研究所のグループ会社で、アサイゲルマニウム製品を販売する会社の社長を務めていました。2019年のあるときを境に、アサイゲルマニウム製品を新規に購入されたお客様へのアンケートで、知ったきっかけに「ナカムラクリニックのブログ」と回答された方が増えました。それはちょっと異様なくらい（笑）。そのブログを読まれた方が「有機ゲルマニウムというものはどこで買えるのだろう」と調べて、アサイゲルマニウムに辿り着かれていたのだと思います。そこでブログを拝見したところ、私が執筆した「ラット

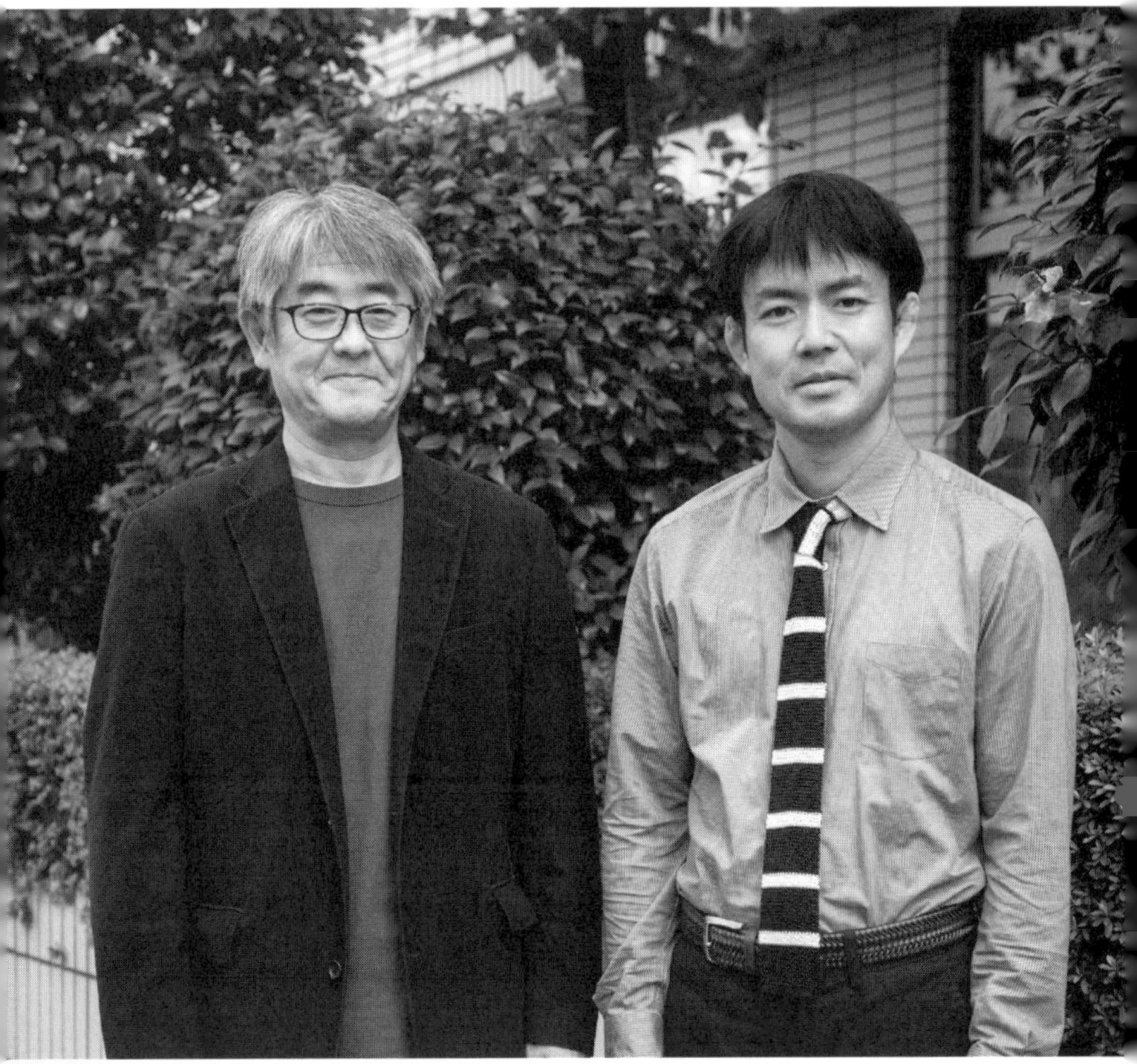

中村 宜司　Nakamura Takashi

株式会社浅井ゲルマニウム研究所 専務取締役
博士（農学）

1995 年、株式会社浅井ゲルマニウム研究所に入社。研究者として有機ゲルマニウム化合物が体内の重要な生理活性物質と作用することを解明。様々な領域の論文を発表し、医学雑誌や学会で発表する。
asai-ge.co.jp

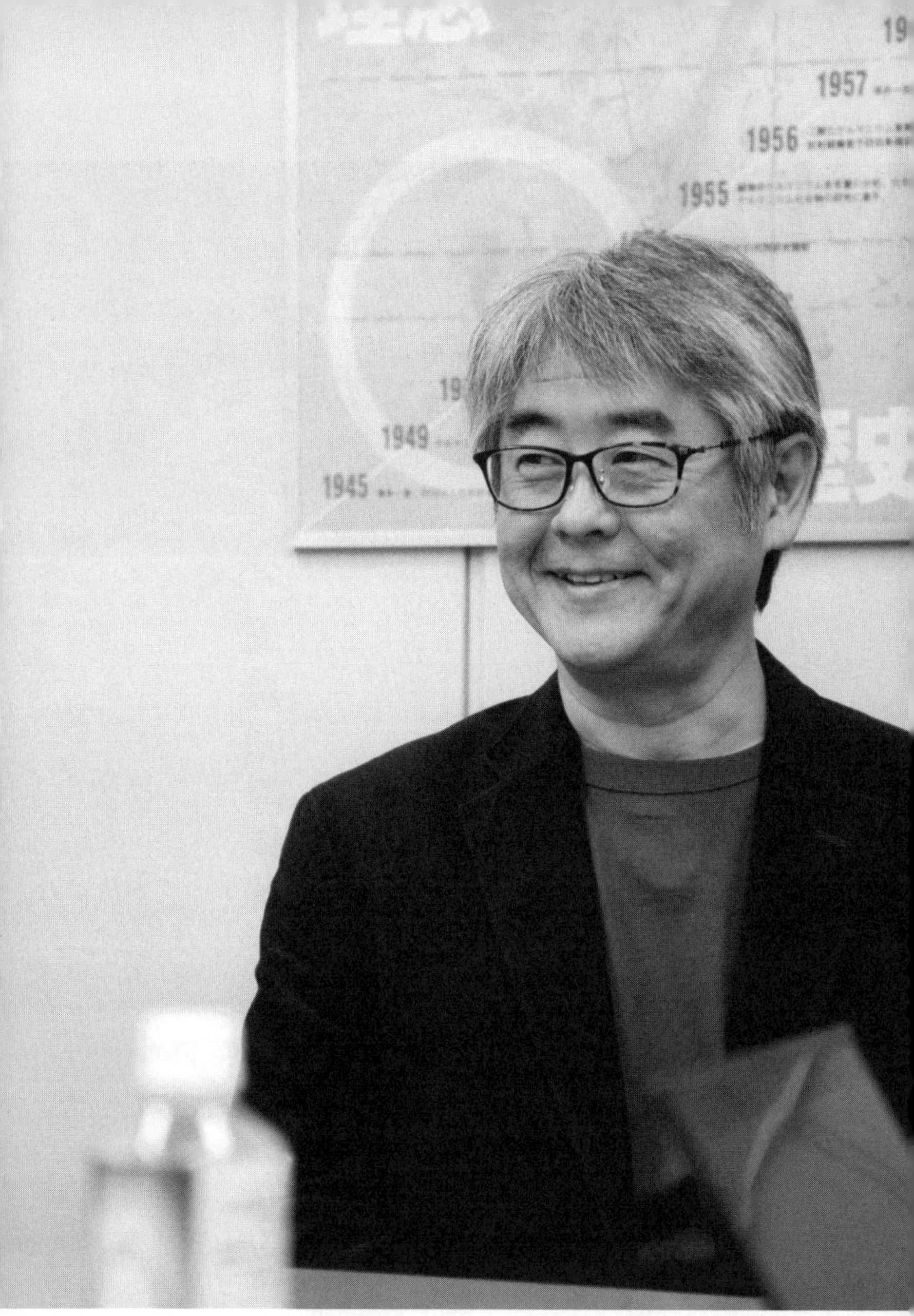
1957
1956
1955
1949
1945

盲腸の腸内細菌叢に対する有機ゲルマニウム（Ge－132）とラフィノースサプリメントの効果」を見つけた次第です。

篤史　確か最初にご連絡いただいたのはファックスですよね？

宜司　その通りです。ナカムラクリニックのホームページにメールアドレスは公開されておらず、電話番号とファックス番号のみ記載がありました。診察で忙しくされていらっしゃると思い、さすがにいきなり電話するのは気が引けたので、ファックスにしたためて挨拶文を送りました。その後にブログに書いていただいたとおり、「有機ゲルマニウムについて情報交換をしませんか？」というご提案をさせていただきました。アサイゲルマニウムを売り込もうという思いはなく、有機ゲルマニウムの生理作用について詳しく知る人間として、中村先生の今後の治療のお役に立てるのではないかと思ったのです。

篤史　ファックスをいただいたとき、とても光栄に感じました。これまでたくさんの論文を読んで、ブログやｎｏｔｅで紹介してきましたが、論文の著者と直接お会いして話をする機会というのはそうはありませんからね。二つ返事でそのオファーを受けました。

宜司　私が神戸のナカムラクリニックにお伺いして、論文についての話や有機ゲルマニウムを取り巻く状況の話を交わしました。そのときは、私が取り組んでいた赤血球の話からはじまったかな。アサイゲルマニウムを摂取すると明らかに便の色が黄色くなるのですが、これは赤血球の代謝と関わっているからです。摂取によって体内の老化赤血球の分解が促進され、同時に新しい赤血球の産生も促進されることが研究によって明らかになりました。赤血球が新しくなるということは、血液中に酸素を運搬する能力が高い赤血球が増えるということに他なりません。その際にお話した内容は、その年の暮れに行われた学会で「有機ゲルマニウム化合物Ge-132摂取による赤血球代謝に及ぼす影響」と題して発表しました。

篤史　当時は海外の有機ゲルマニウムを扱っているサイトから購入していたのですが、宜司さんとお話した後にアサイゲルマニウムを試してみようと調べてみたら、私が納得できるものがなかったので、そこは正直にお伝えしました。

「サプリとして加工する際に使う添加物は何とかならないものでしょうか。敏感な患者さんはこういう添加物を気にされると思いますので」と。

宜司　「今のものでは患者さんに出せません」とはっきり言われました（笑）。というのも、そのときは商品ラインナップの中にアサイゲルマニウム単独のものがなかったのです。「アサイゲルマニウム100％のものがほしい」というリクエストを中村先生からいただき、私たちもそれに応えるべくすぐに手配をいたしました。

篤史　私は粉末状のものを患者さんにお出ししていたので、そういうタイプで純粋なものであればクリニックに導入したいと思ったのです。

そうしたら、宜司さんがすぐに動いてくださいまして、かなりのスピードで要望した商品を作っていただきました。あれは社内的に大丈夫だったんですか？

宜司　浅井ゲルマニウム研究所は、もともと粉の製品を作っていたのが功を奏しましたね。それがなかったらもっとお待たせしてしまっていたかもしれません。中村先生専用に近い感じで仕上げて納品し、その後で製品化もいたしました。

私どもとしても、添加物が含まれていないゲルマニウム製品をご希望されているお客様の声は年々増えていたので、なんとかしたいという思いはありました。その時の製品ラインナップでご要望に叶うものと言えば、北海道大沼・地底湖のミネラルウォーターにアサイゲルマニウムだけを溶かした水くらいでしたので。ただ、中村先生が背中を押してくださって、いらないものを抜いた製品を作ろうという方向に舵を切りました。

篤史　まだそれほど月日は経過していませんが、思い返してみても宜司さんからのご提案がなかったら、全てははじまっていなかったかもしれませんね。私の治療としては「ゲルマニウム以前／以降」と表現してもいいくらいの分岐点となったので。宜司さんが論文を執筆される研究者でよかったなと思います。宜司さんのキャリアについてお伺いしますが、研究者として浅井ゲルマニウム研究所に入社されたのですか？

宜司　大学院で修士課程を修了し、１９９５年に新卒で入社しました。当時の株式会社浅井ゲルマニウム研究所の社長が、「アサイゲルマニウムは腸内細菌に関係するのではないか」と考えていて、その研究者として採用されました。社長がそう考えられた根拠としては、1993年に発表された「糖質の異性化反応に及ぼす有機ゲルマニウム化合物の影響」という学会発表があります。私が取り組むことになったのは、お腹の中で腸内細菌がオリゴ糖に変換するという主旨です。それによって腸内環境を改善し、免疫力を上げることにつながるということになります。実際は違いましたが(笑)。

入社後、私が主に取り組んできたのは、初めてお会いした時にも話題に上がった「赤血球とゲルマニウムの関係」です。アサイゲルマニウムを摂ったあとに明らかに便の色が変化するのは、赤血球が若返っていないと説明がつかないんですよね。他にも、火傷をした際にアサイゲルマニウムの高濃度溶液を患部に塗ると痛みが止まり、ひきつれや水ぶくれを防ぐことができるという現象についても研究を重ね、2015年に論文を発表しました。

篤史　肌についてはブログにも書いて言及し、今回の書籍でも収録されています（P50「有機ゲルマニウムと肌の関係」参照)。宜司さんから論文がアクセプトされたという報告をいただいて、その要約を紹介しました。

宜司　Nature Research社のオンライン科学誌『Scientific Reports』に掲載された論文ですね。日本語に訳すと「有機ゲルマニウムは、正常な皮膚線維芽細胞の酸化ストレスによる細胞死を抑制する」というタイトルです。

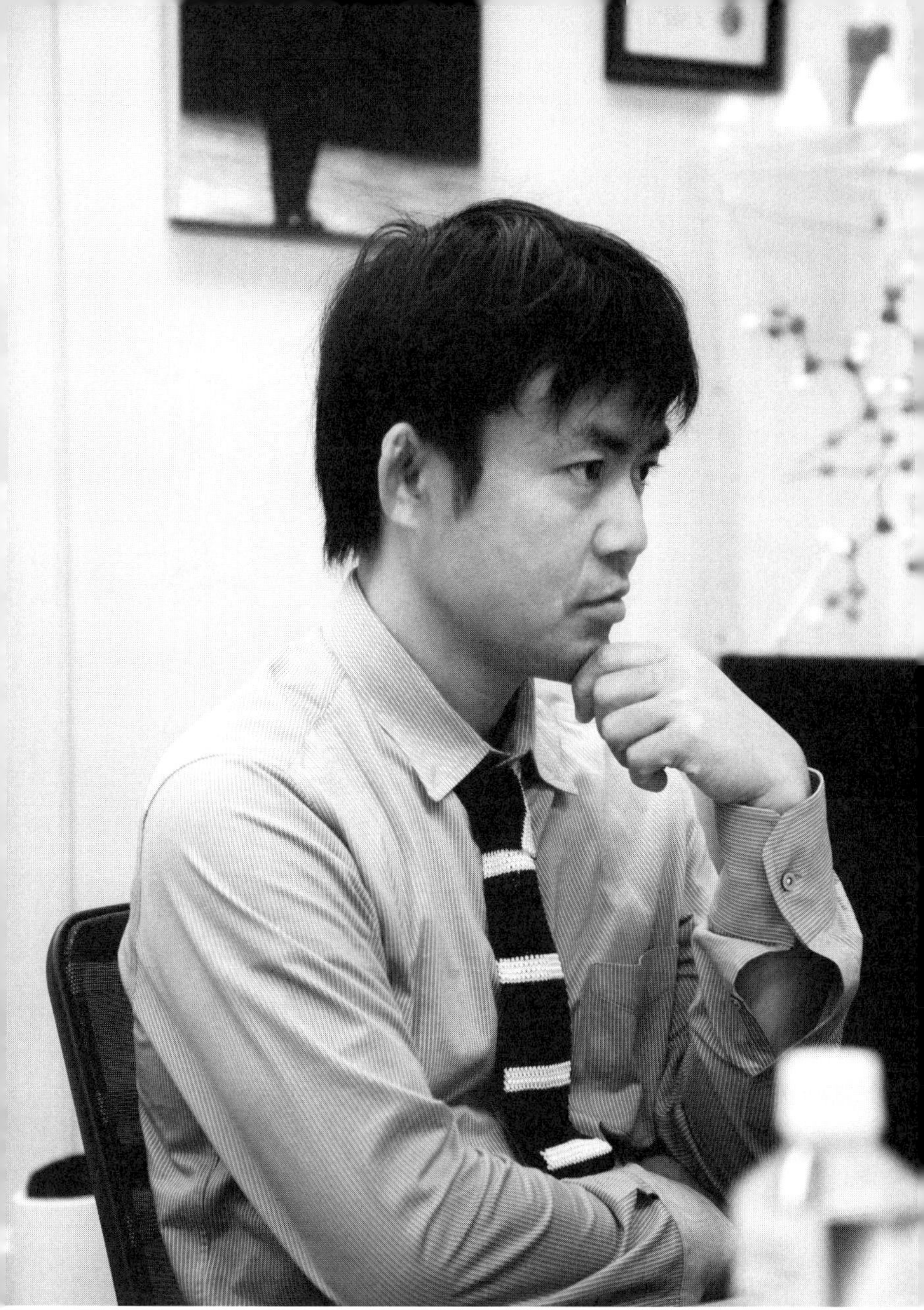

◆有機ゲルマニウムの安全性

80年代に起こった、他社が起こしたゲルマニウムの事故とそれがもたらすメディアからのバッシング。浅井一彦博士の安全性への想いが予想もしないところから脅かされた経緯について語っていただきました。

宜司　これまでは私が神戸に行った時にクリニックを訪問することが多かったのですが、今回浅井ゲルマニウム研究所の本社に来ていただけて嬉しく思います。中村先生が興味を持たれるであろう資料もたくさんありますので、時間の許す限り滞在していただければ（笑）。

篤史　思えば本社は初めてのことですね。

2021年5月に、宜司さんのご厚意で北海道の函館市にある研究所と工場を見学させていただきました。研究所では、石炭から精錬された多結晶ゲルマニウムが有機化されてアサイゲルマニウムがつくられ、カプセル詰めから梱包、検品まで行われているのですが、製造工程を管理する社員の方に「アサイゲルマニウムのつくり方」を講義していただきました。日頃から「患者さんに出すものが作られる現場を自分の目で確かめたい」と思っていたので、貴重な機会になりましたね。同時に、浅井ゲルマニウム研究所の独自技術によって製造されるアサイゲルマニウムと、世にある有機ゲルマニウム製品との品質の違いを改めて感じました。

宜司　創業者でありアサイゲルマニウムの生みの親である浅井一彦博士が、ゲルマニウムの研究をはじめたのは1949年のことです。石炭の研究者であった浅井博士は、日本の石炭の中にゲルマニウムが含まれていることを知っていたのです。

そもそも石炭は植物が堆積して地中に埋没し、自然の作用（地圧や地熱）によって岩石状の物質となったものです。浅井博士は、石炭になった元の植物が生息しているうちに何かの目的でゲルマニウムを取り込んだものと考え、植物とゲルマニウムの因縁を明らかにすることを決意しました。そこで、植物の中のゲルマニウム含量をかたっぱしから測定していきます。すると、高齢人参や霊芝をはじめ、古来より健康に良いと言われてきた植物や漢方に使用される植物にゲルマニウムが多く含まれていることを発見したのです。

それらの植物の有用性にはゲルマニウムが関与していると考えた浅井博士は、身体に吸収されやすいゲルマニウム化合物の合成に着手します。そして1967年には、世界初となる水溶性有機ゲルマニウムの合成法を完成させたのです。当初から安全性と生理活性を目標に開発されたため、多くの研究者や研究機関の協力を得て研究が進められました。その結果、この物質が水溶性で安定性に優れ、安全性も極めて高く、多様な生理活性作用を示すことが明らかになったのですが、のちに世間では悲劇も起こってしまったのです。

篤史　悪質な業者が無機ゲルマニウムを有機ゲルマニウムと偽って販売し、健康被害が続出し、死者も出てしまった事件のことですね。

宜司　死亡事故は80年代と90年代の初頭に起こ

りました。もともと浅井博士が研究を進めていたときに、二酸化ゲルマニウム果糖液を用いた動物実験で、放射線障害に対する効果を確認するも、骨髄、脾臓、腎臓などへ蓄積されてしまうことが判明していました。だからこそ、「生命体に取り入れるためには安全性の高い有機ゲルマニウム化合物であるべき」との結論に至っていたわけです。それを経て、水溶性有機ゲルマニウム化合物の開発に成功したわけですが、このとき浅井博士は初めて化学合成された有機ゲルマニウムの水溶液を自ら服用し、自分自身の身体でその効果と毒性・副作用がないことを確認したのです。

その後、日本でゲルマニウムブームが起こり、浅井博士の研究も注目されていく中で、私たちの製造法とは異なり二酸化ゲルマニウムを含有した製品が大量に市場に出回りました。二酸化ゲルマニウムを摂取した方々が、腎機能障害や神経障害に罹患し、死亡される方も発生してしまったのです。これは私の入社前の話ですが、メディアからの「ゲルマニウムバッシング」もすごかったようで、結果的に〝ゲルマニウムは人体に有害〟との誤った情報が広く流布してしまうことになりました。

篤史　今もなおゲルマニウムの危険性を喧伝するサイトはあって、私もとても迷惑に感じています。危険性ばかりを取り上げて、有機ゲルマニウムの多様な有効性については一切触れられていません。死亡事故についても二酸化ゲルマニウムによるもので、有機ゲルマニウムにそのような副作用はないのに、そこについては言及されていないのです。

宜司　実際のところ、被害に遭われた方々が摂取していたゲルマニウム含有健康食品のゲルマニウム化合物は、無機ゲルマニウムの「二酸化ゲルマニウム」であったにもかかわらず、表示名称が有機ゲルマニウムであるCarboxyethylgermanium sesquioxide となっていたために、無機ゲルマニウムである二酸化ゲルマニウムの毒性が、有機ゲルマニウムの毒性であるかのように誤認識されてしまいました。詳しくは浅井ゲルマニウム研究所のホームページにある「ゲルマニウムの安全性」というコンテンツ内で「有機ゲルマニウムの健康被害に関する誤認情報の解明」として報告をしています。

篤史　当時そのような事件があったことは本を読んで知っていました。それでも、アサイゲルマニウムとはまったくの別物によって引き起こされた一件ですし、アサイゲルマニウムに副作用はありませんので、患者さんには何も問題はないと伝えてお出ししています。患者さんからもこの件について言われたこともないですね。

宜司　私たちの製品の安全性は、各時代のガイドラインに合わせてその都度確認されてきましたし、今もなお昔と変わらぬ製造法を続けています。現在は浅井博士が取得した製造法の特許も切れ、誰でもこの製法で作ることができるようになっていますが、現在このやり方で製造しているのは弊社だけですね。アサイゲルマニウムは、ゲルマニウムと炭素が直接結合する有機ゲルマニウムで、極めて安定している化合物です。一方の二酸化ゲルマニウムは炭素との結合がなく、ただ酸化しただけのものです。アサイゲルマニウムは、ｐＨ＝1～13 の酸およびアルカリ溶液中においても安定し、生体内でも分解することなく、二酸化ゲルマニウムを生成することもありません。

ただ、現在でも厚生労働省のホームページには、昭和63年に出された「ゲルマニウムを含有させた食品の取扱いについて」という警鐘を鳴らす内容のものが掲載されていますし、お客様からの問い合わせでこの問題に関する質問は寄せられます。その都度ご説明させていただいていますし、なおのこと安全性の評価試験をしっかりやってきました。２０１９年には、公益財団法人日本健康栄養食品協会が定める「健康食品の安全性自主点検認証登録制度」の登録もされています。厚生労働省の支援を受けた第三者認証制度に、安全性自主点検が適切に実施されていることを確認していただけたのですが、食品原材料の有機ゲルマニウムとしては初めての認証登録となりました。

◆最新論文は「炎症促進物質の分泌抑制効果」

２０２２年11月に、浅井ゲルマニウム研究所が発表した最新論文。それは今後の中村先生の臨床をサポートする内容のものでした。

篤史　いま私たちが話をしている会議室の壁面には、１９４５年から２０１２年までの歴史や研究成果が掲示されていますが、むしろここには掲載されていない２０１２年以降の研究成果は目覚ましいものがありますね。最近は宜司さんからアクセプト前の論文内容についても教えていただけて、その内容を聞くたびに興味をかき立てられています。

宜司　まさに２０２２年11月に発表した最新論文は中村先生の臨床の一助になると思います。「有機ゲルマニウム化合物３－（トリヒドロキシゲルミル）プロパン酸（ＴＨＧＰ）は、ＡＴＰとの複合体形成を介してインフラマソームの活性化を抑制する」と題したもので、査読付き国際科学ジャーナル誌『International Journal of Molecular Sciences』に掲載され、高い評価を得たものです。

篤史　査読者から「Excellent！　実にきれいな研究だ」と絶賛されたそうですね。この論文に関してもｎｏｔｅで紹介させてもらいました（２０２２年11月13日「パーキンソン病の治療」参照）。これは２０１５年に発表した論文を原点に、さらに研究を重ねたものになりますね。

ＡＴＰがインフラマソーム（炎症性物質）を活性化し、それによってＩＬ－１βなどの炎症性サイトカインが分泌されるところ、ゲルマニウムがＡＴＰと結合し、インフラマソームの活性化が抑制され、結果、炎症それ自体が抑制される、というものです。有機ゲルマニウムの鎮痛作用は、ＮＳＡＩＤｓやモルヒネによる鎮痛の機序とまったく違うのが興味深いところです。

宜司　中村先生が仰ったように、もともとはアサイゲルマニウムが水に溶けた時の構造（３－（トリヒドロキシゲルミル）プロパン酸（ＴＨＧＰ））が、エネルギー分子のアデノシン三リン酸（ＡＴＰ）と相互作用（錯体形成）することを証明した２０１５年発表の論文がベースになっています。このメカニズムが炎症反応の抑制に働くと考え、さらなる研究を進めてきました。

これも、先ほど少しお話した火傷の痛みが止まる論文と絡んでいて、そのメカニズムがずっと気になっていたのですが、それも実はＡＴＰと関わっています。ＡＴＰは細胞のエネルギー源としてのみならず，神経伝達物質として種々の生理反応に対して重要な役割を担っているわけですが、１９９０年代の終盤以降、細胞膜上には数多くのＡＴＰのセンサー（受容体）が存在するという研究が進んできました。私はその中でもＡＴＰが痛みを感知するという研究に関心があり、それであればアサイゲルマニウムと作用すれば痛覚情報の伝達を抑制することができるのではないかというところが着想のきっかけとなりました。結果的にアサイゲルマニウムが、炎症シグナルの司令塔である「インフラマソーム」の活性化を抑え、過剰な炎症を抑制することを確認できたことで、今後は動脈硬化や肝硬変、２型糖尿病の予防など、ＡＴＰとインフラマソームに関連する多くの炎症性疾患への応用が期待されます。

篤史　有機ゲルマニウムの作用機序の一角に、宜司さんが説明してくださったメカニズムがかなり絡んでくると私も思います。私自身は、発表された論文を拝読して臨床に応用していくアプローチではなく、まずは現場主義。臨床で患者さんに有機ゲルマニウムを飲んでいただき、効果があることを確認していきます。その後に論文を読んで、「やっぱりそういうメカニズムなんだ」と患者さんに対する効果を裏付けしています。

◆有機ゲルマニウムは私の臨床の根幹

これまでオーソモレキュラー療法でサプリメントやCBDを処方してきた中村先生にとって、有機ゲルマニウムはどのような存在になっているのか。様々な症状の患者さんに届けてきた中村先生の想いとは。

宜司　それにしても、中村先生が有機ゲルマニウムを治療の一環として取り入れられて3年半あまりが経過しますが、さきほど中村先生の治療が「ゲルマニウム以前／以降」に分けられるとまで言っていただき、人体における有機ゲルマニウムの生理活性についての研究に邁進してきた人間としてとても名誉な言葉です。

篤史　私自身、本当に有機ゲルマニウムを知る前と後では臨床ががらりと変わりました。ナカムラクリニックではオーソモレキュラー療法を提供しています。患者さんが普段から食べているものをととのえたりする栄養療法や、ビタミンCやB群、ナイアシンといったサプリメント、CBDを出してきましたが、そこに有機ゲルマニウムという強力な武器が加わったという感じです。患者さんに対するアプローチの幅が広がりましたし、同時に私の診療スタイルも変わっていったと自分でも思っています。

宜司　有機ゲルマニウムをお使いいただくようになった2019年から現在に至るまで、実際に摂取された患者さんの感想はどうですか？

篤史　患者さんで有機ゲルマニウムの存在をもともと知っていたという方はあまりいらっしゃ

いませんね。私がブログやｎｏｔｅに書いたのを読んで、「中村先生がここまで薦めるのだから良いものだろう」というような認知です。でも、実際に摂られた方の感想はたくさんいただきます。疲れやすかったのが疲れにくくなったとか、元気が出たといったものが多く、効き目も早い印象です。何よりも結果を出してくれるので、患者さんに喜ばれていると実感します。

お出ししている患者さんの症状としては、胃腸系や消化器系、クローン病などの難病認定を受けている腸の病気、神経系の疾患、パーキンソン病、認知症に癌などですが、最近ではワクチン後遺症の方の声も増えています。現在は、まだ日本オーソモレキュラー医学会では有機ゲルマニウムについては推奨されていませんが、ゆくゆくは治療の一つとして取り入れられるようになればと思っています。

宜司　有機ゲルマニウムの効果については、まだまだ解明されていないものが多く、私たちの研究でわかったことも全体のごく一部だと思います。これからも研究を重ねて中村先生の治療にさらに貢献していきたいですね。

篤史　有機ゲルマニウムは、今後も私の臨床において根幹を成すものであることは間違いありません。宜司さんたち研究チームがこれからどのようなことを解き明かしてくれるのか、今から楽しみですね。

<P211>
(9) 『クルクミンがアルミによる神経毒性を緩和する』
https://pubmed.ncbi.nlm.nih.gov/19376155/

(10) 『鉄によるてんかん発作のけいれんに対するクルクミンの保護作用』
https://pubmed.ncbi.nlm.nih.gov/19100339/

(11) 『3-ニトロプロピオン酸による神経毒性をクルクミンが緩和する作用機序について』
https://pubmed.ncbi.nlm.nih.gov/17344940/

<P213>
(12) 『アルツハイマー病の"アルミ原因説"をケイ素水を使って検証』
https://pubmed.ncbi.nlm.nih.gov/22976072/

<P215>
(13) 『ゲルマニウムの治療効果』
https://www.researchgate.net/publication/20113433_Therapeutic_effects_of_organic_Germanium

<P217>
(14) 『アミノレブリン酸合成酵素遺伝子の発現誘導と有機ゲルマニウムによる代謝物プロトポルフィリンIXの排泄促進』
https://pubmed.ncbi.nlm.nih.gov/21167148/

<P227>
(15) 『老化および加齢関連疾患におけるミトコンドリア免疫に対する COVID-19 の影響』
https://www.frontiersin.org/articles/10.3389/fnagi.2020.614650/full

<P228>
(16) 『呼吸器系に対するCOVID-19 mRNAワクチンの効果：ラマン分光法とイメージングによるヒト肺癌細胞』
https://www.biorxiv.org/content/10.1101/2022.01.24.477476v1.full.pdf

論文索引

<P15>

（1）『ゲルマニウム132（合成有機ゲルマニウム）の培養哺乳類細胞に対する抗酸化活性』
https://www.jstage.jst.go.jp/article/bpb/41/5/41_b17-00949/_html/-char/ja

<P17>

（2）『有機ゲルマニウムによる治療的効果』
https://www.ncbi.nlm.nih.gov/pubmed/3043151

<P18>

（3）『ラット盲腸の腸内細菌叢に対する有機ゲルマニウム(Ge-132)とラフィノースサプリメントの効果』
https://www.ncbi.nlm.nih.gov/pmc/articles/PMC4034287/

<P43>

（4）『ヒメマツタケ（Agaricus blazei）熱水抽出物の、有機ゲルマニウム化合物Ge-132と組み合わせたときの抗腫瘍効果』
https://www.researchgate.net/publication/281257804_Antitumor_Effect_of_a_Hot_Water_Extract_of_Agaricus_blazei_Himematsutake_Combined_with_an_Organogermanium_Compound_Ge-132

<P50>

（5）『有機ゲルマニウムは正常な皮膚線維芽細胞の酸化ストレスによる細胞死を抑制する』
https://www.nature.com/articles/s41598-019-49883-7.pdf

<P60>

（6）『有機ゲルマニウム化合物THGPはメラニン合成を抑制する』
https://www.mdpi.com/1422-0067/20/19/4785

<P196>

（7）『ステロイド服用者では皮膚癌(扁平上皮癌、基底細胞癌)や血液癌(非ホジキンリンパ腫)の発生率が高くなる。』
https://www.webmd.com/cancer/lymphoma/news/20040504/steroids-increase-skin-cancer-risk#1

（8）『エンブレルは"腫瘍壊死因子(TNF)阻害薬"なのだから当然癌の発生率が上昇する。たとえば血液癌のリスクが上がる。』
https://www.ncbi.nlm.nih.gov/pmc/articles/PMC4201718/

◆中村篤史先生が院長を務める

ナカムラクリニック

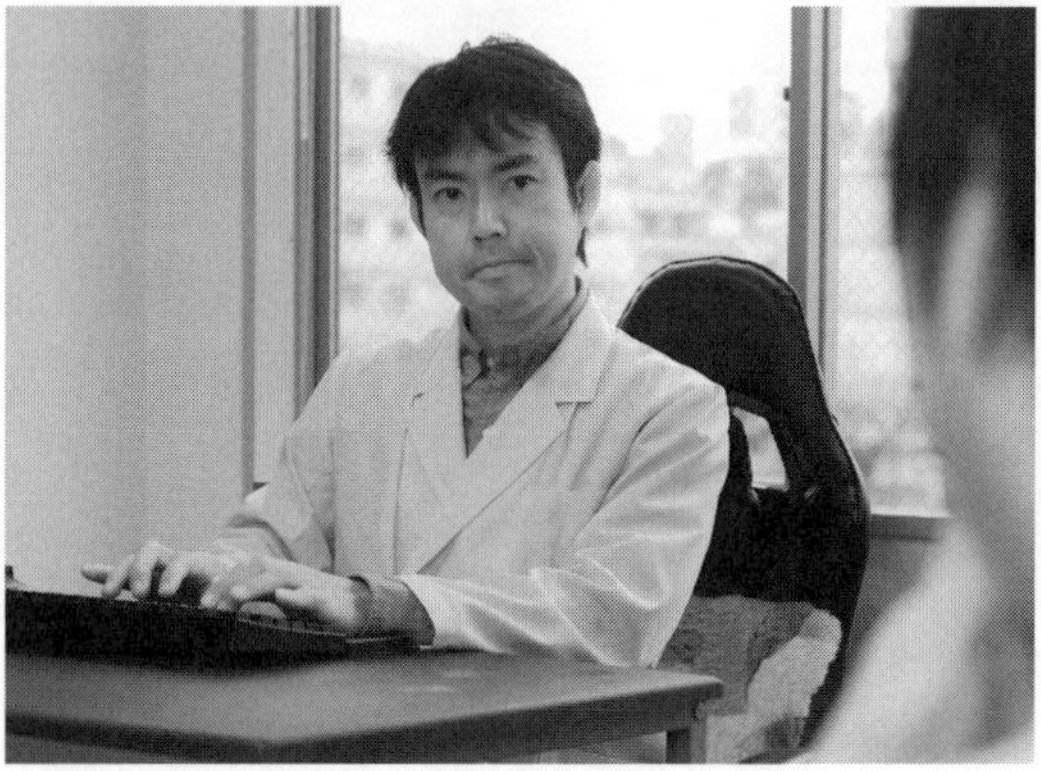

身体の不調を軽減したい方、減薬をしたい方、お子様の健やかな成長を求める方へ

内科・心療内科・精神科・外来、オーソモレキュラー、栄養外来。コロナワクチン後遺症に関する相談ができる数少ないクリニックの一つです。

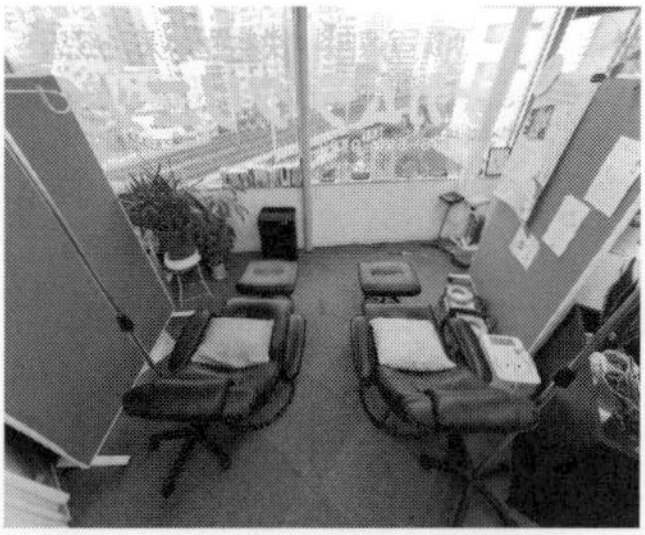

高濃度ビタミンC点滴やグルタチオン点滴、マイヤーズカクテル点滴など点滴療法を行うスペース。

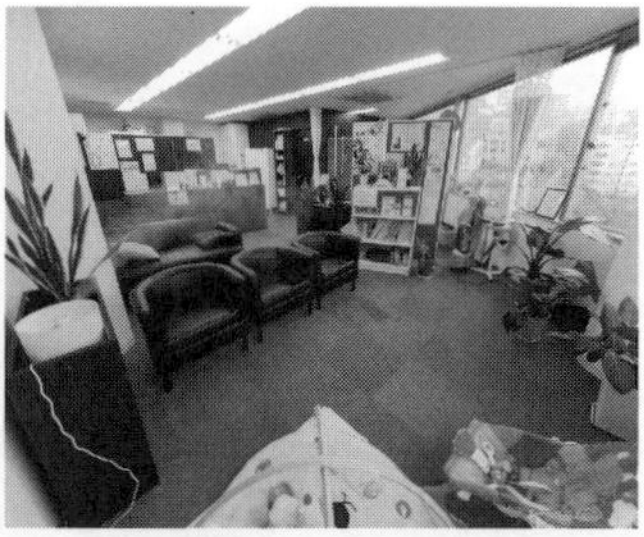

JR神戸線元町駅西口出口から徒歩5分。クリニックの待合にはキッズスペースも併設されています。

◆内科・心療内科・精神科・外来
うつ、パニック障害、適応障害、統合失調症、不眠症など……
ご相談ください。

◆オーソモレキュラー、栄養外来
ビタミンやミネラル等の栄養素を正しく取り入れることで、病気の予防や治療を行うオーソモレキュラー医学を提供。

◆点滴療法
右記で紹介している点滴を受けることができます。美肌効果や抗酸化作用、疲労回復効果、免疫力の向上が期待できます。

◆新型コロナワクチン後遺症外来
新型コロナワクチン接種後に起こる様々な後遺症や副反応、また伝播にお困りの方専用外来です。

〒650-0022
兵庫県神戸市中央区元町通4丁目-4-8 タイムスビル7階
休診日：月曜・木曜・日曜休診
TEL：078-599-9122　FAX：078-599-9390

※診察はご予約の方が優先になります。
※最終受付は終了30分前になります。

オンライン診療や来院ネット予約は下記サイトから

https://clnakamura.com

「有機ゲルマニウム研究会」が発足！

2023年2月1日、中村篤史先生が「有機ゲルマニウム研究会」を立ち上げられました。医師による臨床における「有機ゲルマニウム」の知見を交換しあう研究会であり、会員は医師や歯科医師、獣医師から構成されています。

◆中村先生のコメント

有機ゲルマニウムに出会ったことで、僕の臨床は一変しました。癌、自己免疫疾患、精神疾患など、一般に難治とされる病気で悩む人々が、ゲルマを服用することで症状が大幅に軽快する。そういう人を無数に見てきました。この素晴らしい物質をできるだけ多くの治療家に知っていただきたいという思いで有機ゲルマニウム研究会の設立を思い立ちました。

本会では浅井ゲルマニウム研究所がかつて行っていたような臨床成果を発表し活かすことができる研究会の復活・それ以上のものを目指しています。本会の会員は原則医師・歯科医師・獣医師から構成されていますが、一般向けへのセミナーなどを通して本会での成果を伝えていける場にしていきます。この会を通して１人でも多くの方へ役立て頂きたいと考えています。

---

organogermanium.com

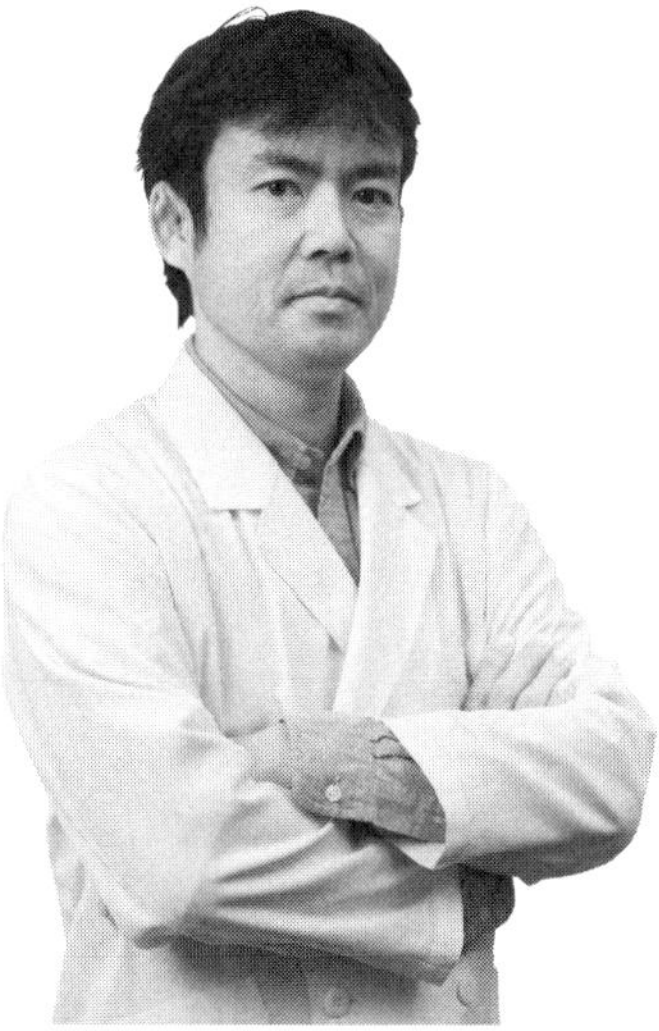

中村篤史

ナカムラクリニック院長

勤務医を経て2018年4月に神戸市にて内科・心療内科・精神科・オーソモレキュラー療法を行う「ナカムラクリニック」を開業。対症療法ではなく根本的な原因に目を向けて症状の改善を目指す医療を実践している。「全国有志医師の会」メンバーとして、コロナ・コロナワクチン後遺症治療にも取り組んでいる。日本オーソモレキュラー医学会会員、臨床CBDオイル研究会ボードメンバー。翻訳本に『オーソモレキュラー医学入門』（論創社）、著書に『コロナワクチン被害者症例集』『コロナワクチン接種の爪痕 遺族の叫び』（共にヒカルランド）など多数。

noteにて健康情報発信中
note.com/nakamuraclinic

ナカムラクリニックの連絡先は下記をご参照ください

兵庫県神戸市中央区元町通4丁目-4-8 タイムスビル7階
TEL：078-599-9122
FAX：078-599-9390

https://clnakamura.com

奇跡の有機ゲルマニウム

2023年4月25日　初版発行
2023年5月20日　2刷発行

著者　中村篤史

写真　竹内進岳（カバープロフィール、P252～253、255）、党偲（第6章）
イラスト　紅鮭色子（P218～219）
アートディレクション＆デザイン　北田彩
DTP　今井花子（いしん）

発行人　吉良さおり
発行所　キラジェンヌ株式会社
東京都渋谷区笹塚3-19-2青田ビル2F
TEL：03-5371-0041　FAX：03-5371-0051

印刷・製本　モリモト印刷株式会社

ISBN978-4-910982-00-7